ZETT-VERLAG

PNEUMONIE

D1700988

Überreicht mit freundlichen Empfehlungen

Wir weisen darauf hin, dass der Inhalt des vorliegenden
Buches die Meinung der Autoren
widerspiegelt, die nicht notwendigerweise mit der
von MSD übereinstimmen muss.

Bei der Anwendung der genannten Arzneimittel empfehlen wir,
sich nach der jeweiligen aktuellen Fachinformation zu richten.

ANGEWANDTE INFEKTIOLOGIE

ANGEWANDTE INFEKTIOLOGIE

PNEUMONIE

Kleines Therapiehandbuch für Kliniker und Praktiker

Hartmut Lode
Arne C. Rodloff
Ralf Stahlmann

Anschrift der Verfasser:

Prof. Dr. med. Hartmut Lode
Helios Klinikum E.v. Behring, Lungenklinik Heckeshorn,
Akademisches Lehrkrankenhaus der Charité Berlin
Pneumologie, Infektiologie und Immunologie
Zum Heckeshorn 33
D-14109 Berlin

Prof. Dr. med. Arne C. Rodloff
Universitätsklinikum Leipzig
Medizinische Mikrobiologie und Infektionsepidemiologie
Liebigstraße 27
D-04103 Leipzig

Prof. Dr. med. Ralf Stahlmann
Charité-Universitätsmedizin Berlin
Campus Benjamin Franklin, Institut für Klinische Pharmakologie und Toxikologie
Garystraße 5
D-14195 Berlin

Die Deutsche Bibliothek – CIP-Einheitsaufnahme

Die Deutsche Bibliothek verzeichnet diese Publikation in der Deutschen Nationalbibliographie; detaillierte bibliographische Daten sind im Internet über «http://dnb.ddb.de» abrufbar.

Ausdrücklich wird darauf hingewiesen, dass trotz größter Sorgfalt bei der Abfassung und Korrektur einer solchen Zusammenstellung Ungenauigkeiten und Fehler auftreten können. Jeder Leser wird daher aufgefordert, die den verwendeten Präparaten beigefügten Packungsbeilagen, insbesondere hinsichtlich der Anwendung und Dosierungsangaben, Applikationsformen sowie der dort aufgeführten Kontraindikationen, in eigener Verantwortung zu überprüfen.

ISBN 3-926770-36-8

© 2005 by ZETT-Verlag, Steinen

Alle Rechte vorbehalten. Kein Teil des Buches darf ohne schriftliche Genehmigung des Verlages fotokopiert oder in anderer Form reproduziert bzw. in eine von Maschinen verwendbare Sprache übertragen oder übersetzt oder zu kommerziellen Zwecken auf elektronische Datenträger in analoger oder digitaler Form abgespeichert werden. Die Wiedergabe von Handelsnamen/Warenbezeichnungen etc. in diesem Werk, auch wenn diese nicht ausdrücklich gekennzeichnet sind, berechtigt nicht zu der Annahme, diese Namen seien im Sinn der Warenzeichen- und Markenschutz-Gesetzgebung als frei zu betrachten und könnten daher von jedermann benutzt werden.

Inhaltsverzeichnis

	Vorwort	10
1	**Einleitung**	13
1.1	Definitionen und Einteilung der Pneumonie	13
1.2	Epidemiologie	14
1.3	Pathogenese	15
1.3.1	Pathogenese der ambulant erworbenen Pneumonie	20
1.3.2	Pathogenese der nosokomialen Pneumonie	22
2	**Erreger und mikrobiologische Diagnostik**	24
2.1	Mikrobiologische Diagnostik	24
2.1.1	Allgemeines	24
2.1.2	Erregernachweis	27
2.1.3	Serologie	29
2.1.4	Resistenztestung	30
2.2	Erreger und Resistenz	33
2.2.1	Häufige Erreger	33
2.2.1.1	*Streptococcus pneumoniae*	33
2.2.1.2	*Haemophilus influenzae*	35
2.2.1.3	*Staphylococcus aureus*	37
2.2.1.4	*Mycoplasma pneumoniae*	38
2.2.1.5	*Chlamydia pneumoniae*	39
2.2.1.6	*Chlamydia psittaci*	39
2.2.1.7	*Legionella pneumophila*	40
2.2.1.8	*Enterobacteriaceae*	42
2.2.1.9	*Pseudomonas Gruppe*	43

2.2.1.10	*Coxiella burnetii* 44
2.2.1.11	Pilze.. 45
3	**Klinische Befunde und Diagnostik** 48
3.1	Symptomatik, Leitsymptome 48
3.1.1	Anamnese 48
3.1.2	Klinische Befunde 50
3.1.3	Risikostratifizierung der ambulant erworbenen Pneumonie.................... 51
3.1.4	Klinische Diagnostik 54
3.1.5	Differentialdiagnose............................. 60
4	**Antibiotikatherapie** 61
4.1	Kausale antimikrobielle Therapie 61
4.2	Pharmakologie der relevanten antimikrobiellen Substanzen 70
4.2.1	Antibakterielle Aktivität von Antibiotika 70
4.2.2	β-Laktam-Antibiotika 72
4.2.2.1	Antibakterielle Wirkung der β-Laktam-Antibiotika 72
4.2.2.1.1	Affinität zu Penicillin-bindenden Proteinen (PBP) 74
4.2.2.1.2	Penetrationseigenschaften 74
4.2.2.1.3	β-Laktamase-Stabilität.......................... 75
4.2.2.1.4	Zeitabhängige Bakterizidie.................... 75
4.2.2.2	Unerwünschte Wirkungen der β-Laktam-Antibiotika 76
4.2.2.3	Penicilline und β-Laktamase-Inhibitoren 77
4.2.2.3.1	Antibakterielles Spektrum 77
4.2.2.3.2	Pharmakokinetische Eigenschaften........ 79

4.2.2.3.3	Indikationen, ausgewählte klinische Studien	80
4.2.2.4	Cephalosporine	81
4.2.2.4.1	Antibakterielles Spektrum	81
4.2.2.4.2	Parenteral-Cephalosporine	81
4.2.2.4.2.1	Pharmakokinetische Eigenschaften	83
4.2.2.4.2.2	Indikationen	84
4.2.2.4.3	Oral-Cephalosporine	85
4.2.2.4.3.1	Pharmakokinetische Eigenschaften	85
4.2.2.4.3.2	Indikationen	86
4.2.2.5	Carbapeneme	86
4.2.2.5.1	Antibakterielles Spektrum	86
4.2.2.5.2	Pharmakokinetische Eigenschaften	88
4.2.2.5.3	Indikationen, ausgewählte klinische Studien	89
4.2.2.6	Monobactame	91
4.2.3	Aminoglykoside	91
4.2.3.1	Antibakterielles Spektrum, Resistenz	91
4.2.3.2	Pharmakokinetische Eigenschaften	92
4.2.3.3	Verträglichkeit	93
4.2.3.4	Indikationen, ausgewählte klinische Studien	94
4.2.4	Makrolide	95
4.2.4.1	Antibakterielles Spektrum	95
4.2.4.2	Indikationen, ausgewählte klinische Studien	96
4.2.4.3	Verträglichkeit, Interaktionen	97
4.2.5	Ketolide (Telithromycin)	98
4.2.5.1	Antibakterielles Spektrum	98
4.2.5.2	Pharmakokinetische Eigenschaften	99
4.2.5.3	Verträglichkeit, Interaktionen	99

4.2.5.4	Indikationen, ausgewählte klinische Studien	100
4.2.6	Chinolone	101
4.2.6.1	Antibakterielle Wirkung, Spektrum	101
4.2.6.2	Pharmakokinetische Eigenschaften	102
4.2.6.3	Indikationen, ausgewählte klinische Studien	103
4.2.6.4	Verträglichkeit, Interaktionen	104
4.2.7	Tetrazykline (Doxycyclin)	106
4.2.7.1	Antibakterielle Wirkung, Spektrum	106
4.2.7.2	Pharmakokinetische Eigenschaften	107
4.2.7.3	Indikationen, klinische Studien	107
4.2.7.4	Unerwünschte Wirkungen, Interaktionen	108
4.2.8	Glykopeptide	108
4.2.8.1	Antibakterielle Wirkung, Spektrum	109
4.2.8.2	Pharmakokinetische Eigenschaften	109
4.2.8.3	Indikationen, ausgewählte klinische Studien	110
4.2.8.4	Unerwünschte Wirkungen	110
4.2.9	Lincosamide (Clindamycin)	111
4.2.9.1	Antibakterielle Wirkung	111
4.2.9.2	Pharmakokinetische Eigenschaften	111
4.2.9.3	Indikationen	112
4.2.9.4	Verträglichkeit	112
4.2.10	Streptogramine (Quinupristin/Dalfopristin)	112
4.2.10.1	Antibakterielle Wirkung, Spektrum	113
4.2.10.2	Pharmakokinetische Eigenschaften	114
4.2.10.3	Indikationen, ausgewählte klinische Studien	114
4.2.10.4	Verträglichkeit	115
4.2.11	Oxazolidinone (Linezolid)	116

4.2.11.1	Antibakterielle Wirkung, Wirkungsspektrum	116
4.2.11.2	Pharmakokinetische Eigenschaften	117
4.2.11.3	Indikationen, klinische Studien	117
4.2.11.4	Verträglichkeit, Interaktionen	117
4.3	**Zusammenfassende Therapieempfehlungen bei ambulant erworbenen Pneumonien**	119
4.3.1	Ambulante Pneumonie-Therapie	119
4,3.2	Therapie der ambulant erworbenen Pneumonie bei hospitalisierten Patienten	123
4.4	**Zusammenfassende Therapieempfehlungen bei nosokomialer Pneumonie**	126
4.4.1	Antibiotikatherapie bei Patienten ohne Risikofaktoren und mit früher Pneumonie-Manifestation	128
4.4.2	Initiale antibiotische Therapie bei nosokomialen Pneumonien und dem Vorliegen von Risikofaktoren sowie spätem Auftreten	130
4.5	Mangelndes Ansprechen auf die Therapie	134
5	**Allgemeinmaßnahmen und begleitende medikamentöse Therapie**	136
6	**Literatur**	138

Vorwort

Der erste Arzt, der Aufzeichnungen über Pneumonie hinterließ, war *Hippokrates*. Er unterschied „ein hitziges Fieber mit Entzündung der Lungen durch einen belebten Entzündungsstoff im Sinne einer primären Pneumonie von einer zu Katarrhen, Pleuritis oder Angina hinzutretenden schlimmeren Infektion, die entweder vor dem siebten Tage mit dem Tode endigte oder in zwanzig Tagen in Eiterung überging". Die Behandlung bestand bei *Hippokrates* in Aderlässen, "welche an dem Arme der leidenden Seite bis zur Ohnmacht und bis das Blut hellrot oder bläulich wird, jedoch mit Berücksichtigung des Alters, der Konstitution und der Jahreszeit vorgenommen werden sollte". Wenn aber der Schmerz unter der Gegend des Zwerchfells saß und „sich nicht auf die Schlüsselbeine ausbreitete", so empfahl *Hippokrates* „während der ersten drei Tage ein tägliches Klistier und bis zum siebten Tag ein Abführmittel".

Diese Ansichten und Behandlungsmethoden der Antike blieben erstaunlicherweise bis zum 16. und 17. Jahrhundert maßgebend in der medizinischen Kultur.

Wie eine Pneumonie in der zweiten Hälfte des 19. Jahrhunderts verlief, ist von *Thomas Mann* in den *Buddenbrocks* bei der Frau Konsulin eindringlich und klassisch dargestellt worden: „Diese Krankheit, diese Lungenentzündung, war in ihren aufrechten Körper eingebrochen, ohne daß irgendwelche seelische Vorarbeit ihr das Zerstörungswerk erleichtert hätte. – Der Puls aber ging schlecht, das Fieber stieg desto höher, nachdem es ein wenig gefallen war, und warf sie aus Schüttelfrösten in hitzige Delirien; der Husten, der mit inneren Schmerzen verbunden war und blutigen Auswurf zutage förderte, nahm zu und Atemnot ängstigte sie. – Der Magen begann zu versagen. Unaufhaltsam, mit zäher Langsamkeit, schritt der Kräfteverfall vorwärts".

In den letzten fünfzehn bis zwanzig Jahren ist der Wissenszuwachs auf dem Gebiet der Pneumonie besonders hinsichtlich der Pathogenese und der Behandlung beträchtlich. Basierend auf diesen neueren Erkenntnissen wurden seit zehn Jahren international und national gut fundierte diagnostische und therapeutische Empfehlungen veröffentlicht, die weitgehend den modernen Anforderungen der Medizin, einer evidence based medicine, entsprachen. Insbesondere im Jahre 2005 sind umfangreiche und hervorragend begründete nationale S2-Leitlinien zu den Infektionen der tiefen Atemwege sowie auch internationale *evidence based* Richtlinien zu nosokomialen Pneumonien erarbeitet worden.

Das vorliegende Therapie-Handbuch zur ambulant erworbenen und nosokomialen Pneumonie bemüht sich, die pathogenetischen, mikrobiologischen, diagnostischen und besonders therapeutischen Schwerpunkte aus diesen Empfehlungen konzentriert und praktisch umsetzbar darzustellen. Das Büchlein soll eine schnelle Hilfe im klinischen und ärztlichen Alltag darstellen und wurde kooperativ von einem Mikrobiologen, einem

Pharmakologen und einem klinisch tätigen Arzt zusammengestellt. Neuere epidemiologische Daten des CAP-Netzes, welches seit drei Jahren verbesserte Informationen zu diesem Krankheitsbild in Deutschland generiert, sind teilweise in den vorliegen Text mit aufgenommen worden.

Die Autoren hoffen, daß sie mit den präzise herausgearbeiteten Therapieempfehlungen dazu beitragen, die in den letzten Jahren trotz Einführung neuer Antibiotika unverändert beträchtliche Letalität der Pneumonien zu reduzieren. Ausdrücklich sei zum ausgiebigen und differenzierten Studium auf die im Literaturverzeichnis enthaltenen und angesprochenen Leitlinien und Empfehlungen hingewiesen.

September 2005, Prof. Dr. Hartmut Lode

1 Einleitung

1.1 Definitionen und Einteilung der Pneumonie

Die Pneumonie ist definiert als akute oder chronische Entzündung des Alveolarraums und/oder des Interstitiums. Ätiologisch kommen immunologische, chemische, physikalische und infektionsbedingte Faktoren in Betracht. Im Folgenden wird nur auf die infektiöse Pneumonie eingegangen. Die klassische Einteilung der Pneumonien in *lobäre, broncho-pneumonische* und *interstitielle* Formen ist heute weitgehend verlassen worden.

Pathogenetisch hat es sich bewährt, folgende Gruppen zu unterscheiden:

1. Gesunde Patienten unter 60 Jahre,
2. Patienten mit vorbestehenden Grunderkrankungen sowie Alter über 60 Jahre,
3. Patienten in Senioren- und Pflegeheimen und
4. Patienten mit im Krankenhaus erworbenen so genannten nosokomialen Pneumonien.

Als „nosokomiale Pneumonien" werden Pneumonien definiert, die im Krankenhaus erworben wurden und die bei Krankenhausaufnahme weder vorhanden noch in der Inkubationsphase waren. International wird für diese Erkrankung die Abkürzung **HAP** *(hospital acquired pneumonia)* benutzt, für Pneumonien bei beatmeten

Patienten ist die Abkürzung **VAP** *(ventilator-associated pneumonia)* üblich. Darüber hinaus wird allgemein von einer „mit dem Gesundheitssystem assoziierten Pneumonie" *(healthcare-associated pneumonia,* HCAP) gesprochen, wenn für den Patienten eine der folgenden Bedingungen zutrifft:

- stationäre Behandlung von mindestens zwei Tagen in den vorangegangenen drei Monaten,
- Aufenthalt in einem Pflegeheim,
- eine intravenöse Antibiotikatherapie, zytostatische Chemotherapie oder Wundversorgung innerhalb der vergangenen 30 Tage,
- Aufenthalt in einem Krankenhaus oder einer Dialyseklinik.

1.2 Epidemiologie

Die Pneumonie ist die Haupttodesursache unter den Infektionskrankheiten in den Industrienationen. Die Inzidenz der Pneumonie in der Gesamtbevölkerung beträgt pro Jahr 2–12 pro 1 000 Einwohner. In der Gruppe der Kinder zwischen 0 und 4 Jahre liegt die Inzidenz bei 12–18 pro 1 000. In der Gruppe der Personen über 65 Jahre, die in Wohn- oder Pflegeheimen leben, steigt diese Zahl auf 68 bis 84 jährlich pro 1 000 Personen an. Von der letztgenannten Gruppe müssen etwa 35 % stationär eingewiesen werden und ungefähr 10 % benötigen eine intensivmedizinische Behandlung.

Nach Schätzungen aus epidemiologischen Analysen erkranken in der Bundesrepublik Deutschland jährlich über 400 000 Patienten an einer ambulant erworbenen Pneumonie, die auch als *„community-acquired pneumonia"* (CAP) bezeichnet wird. Die Zahl der nosokomialen Pneumonien insbesondere auf Intensivstationen wird in Deutschland auf 50 000 bis 70 000 geschätzt. Während *Influenza*-Epidemien kommt es regelmäßig zu einem stärkeren Anstieg der Pneumonie-Erkrankung und folglich auch zu einer Übersterblichkeit während derartiger Epidemien.

1.3 Pathogenese

Die tiefen Atemwege unterhalb des Kehlkopfes sind bei gesunden Menschen weitgehend keimfrei. Potentiell pathogene Erreger können prinzipiell die Lunge aerogen und/oder hämatogen erreichen. Die aerogene Infektion ist bei weitem die häufigste und erfolgt auch mit nichtbakteriellen Erregern. Die aerogen in die Lunge gelangenden Mikroorganismen stammen aus zwei Bereichen: aus der normalen mikrobiellen Flora des Oropharynx und der paranasalen Sinus sowie aus Aerosolen oder Tröpfchen von anderen Erkrankten, die mittels Husten oder Niesen übertragen werden.

Im Allgemeinen gelangen nur Teilchen mit einer Größe von 0,3 bis 5 µm in die Alveolen und werden dort abgelagert; diese Disposition erfolgt in der Regel nur dann, wenn die zahlreichen Abwehrmechanismen der Atemwege partiell oder total gestört sind (**siehe Tabelle 1**). Die Manifestation einer Pneumonie wird letztlich bestimmt von der Kapazität der individuellen, unspezifischen und spezifischen Abwehrsysteme – insbesondere der bronchoalveolären Clearance und der alveolären Makrophagen – und von Anzahl und Virulenz der Erreger. Zu den wesentlichen Abwehrmechanismen des Atemtraktes gehören der Glottisverschluß, die dichotome Aufzweigung des Bronchialsystems, der Hustenreflex, die Mukosproduktion und mukoziliäre Clearance sowie der hohe IgA-Gehalt des Bronchialsekrets.

1. Abwehrlinie
    Epithelzellen
    → Transport von IgA
    → Produktion von antimikrobiellen Mediatoren und Mukus (Defensine, Lysozyme, Laktoferrin, Lektine)
    → physikalische Barriere
    → Mechanisch und anderem Husten, mukoziliäre Säuberung

2. Abwehrlinie
    Natürliche Immunität
    → Komplement, Granulozyten, Makrophagen (Lyse oder Phagozytose von Erregern und Partikeln)
    Adaptive Immunität
    → Antigenpräsentierende Zellen; $\alpha\beta$-T-Zellen, B-Zellen; (Produktion von antigenspezifischen IgA-Antikörpern)

3. Alveolarbereich
    Alveoläre Oberflächenflüssigkeit; Surfactant
    → Collectine, Surfactant Proteine A, D
    → Phospholipide
    → Enzyme
    → IgG/Komplement
    → α_1-Antitrypsin

4. Zellen: Makrophagen (85 %)
    → Neutrophile (2 %)
    → Lymphozyten (10 %; T > B-Zellen)

Tabelle 1: Abwehrmechanismen der Atemwege.

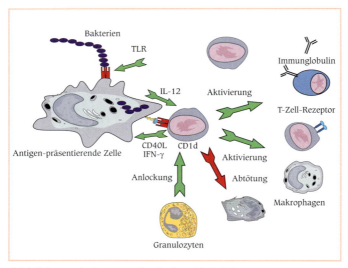

Abbildung 1: Immunologische Aktivität von Alveolarmakrophagen.

Nach dem Kontakt mit Bakterien werden Alveolarmakrophagen und andere Antigen-präsentierende Zellen (APC) über „*Toll-like*-Rezeptoren" (TLR) aktiviert. Sie bilden Interleukin-12, das die Antwort von CD1d restringierten T-Zellen gegenüber Lipid-Antigenen auf den Antigen-präsentierenden Zellen verstärkt.

Im Bereich der Alveolen sind die dort ortständigen Alveolarmakrophagen und andere antigenpräsentierende Zellen effiziente Abwehrzellen. Sie können Mikroorganismen direkt oder nach erfolgter Opsonisierung durch lokal sezernierte Immunglobuline und Komplementfaktoren über ihre Fc-Komplement- und *Toll-like*-Rezeptoren phagozytieren. Der Kontakt mit bakteriellen Oberflächenmolekülen, die Aktivierung durch bakterielle Toxine und der Phagozytoseprozeß selbst induzieren darüber hinaus die Synthese proinflammatorischer Zytokine in den Alveolarmakrophagen (**siehe Abbildung 1** und **2**). Durch die nachfolgende Sekretion von proinflammatorischen Zytokinen (TNF-α, Il-1β u.a.) werden ortsständige Epithelzellen und T-Lymphozyten aktiviert und in den Prozeß der antimikrobiellen Abwehr integriert.

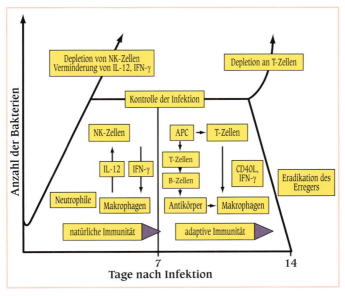

Abbildung 2: Kontrolle der Infektion durch immunologische Mechanismen.

Die Sekretion von chemotaktisch aktiven Zytokinen durch Makrophagen führt zur Rekrutierung von weiteren Leukozytenpopulationen in den Alveolarraum:

- → von neutrophilen Granulozyten, die durch ihre Phagozytosekapazität die Elimination der Bakterien beschleunigen;
- → von Monozyten, die durch die Produktion von Entzündungsmediatoren den Abwehrprozeß und die begleitende inflammatorische Reaktion modulieren und
- → von Lymphozyten, die eine spezifische Abwehrreaktion initiieren.

1.3.1 Pathogenese der ambulant erworbenen Pneumonie
(community-acquired pneumonia, CAP)

Die Schädigung pulmonaler Epithelzellen in den Atemwegen und im Alveolarraum durch Rauchen und Umweltfaktoren (Virusinfektionen, Unterkühlungen, Aspirationen u.a.), aber auch alters- und krankheitsbedingte Faktoren beeinflussen die Kapazität dieser Zellen zur Produktion von antimikrobiellen Substanzen sowie Entzündungsmediatoren und disponieren dadurch zu Infektionen mit bestimmten Erregern. Im Oropharynx des Kindes und auch in beträchtlichem Umfang insbesondere in den Wintermonaten beim Erwachsenen kolonisieren Pneumokokken, die bei entsprechender Schädigung und Disposition aerogen die tiefen Atemwege erreichen und sich dort vermehren.

Bei rezidivierenden Pneumonien müssen spezifische disponierende Ursachen bedacht werden. Bei Säuglingen und Kleinkindern spielen ursächlich angeborene Störungen der körpereigenen Abwehr die wichtigste Rolle. Sie betreffen die Funktion der mononukleären Zellen und die qualitative und quantitative Zusammensetzung der Immunglobuline. Kongenitale Defekte der Zilienfunktion liegen bei zahlreichen kindlichen Grunderkrankungen, insbesondere bei der Mukoviszidose, vor.

Strukturelle Veränderungen wie beim Lungensequester und bei Bronchiektasen werden sowohl bei Kindern als auch bei Erwachsenen als Ursache rezidivierender Pneumonien gefunden. Erkrankungen im Erwachsenenalter mit besonderer Disposition zu Pneumonien sind eine HIV-Infektion sowie hämatologische Systemerkrankungen. Als lokaler Prozeß mit erhöhter Pneumonie-Frequenz gelten gutartige und bösartige Lungentumoren, benigne Tracheobronchialstrikturen, oesophagotracheale bzw. bronchiale Fistelbildung sowie Speiseröhrenerkrankungen mit deutlichem Reflux. Auch weitere Faktoren wie Alkoholismus, Asthma bronchiale, ZNS-Erkrankungen, Unterbringung in Altersheimen oder in Gefängnissen, Niereninsuffizienz, Diabetes mellitus und Zigaretteninhalationsrauchen können als weitgehend gesicherte Pneumonie-Risiken gelten.

1.3.2 Pathogenese der nosokomialen Pneumonie

Für die Entwicklung von nosokomialen Pneumonien müssen zwei wesentliche Voraussetzungen gegeben sein:

- → die bakterielle Kolonisation des Respirationstraktes bzw. des Oropharynx,
- → die Aspiration der kontaminierten Atemsekrete in die unteren Atemwege.

Insbesondere die Intubation gilt heute als hauptsächlicher Risikofaktor, da beim Intubationsvorgang oropharyngeales mikrobielles Material in die tiefen Atemwege verschleppt wird, oberhalb des Tubuscuffs sich immer eine hohe Zahl an Bakterien vermehren kann und entlang des Tubus sich kontinuierlich Erreger aus dem Oropharynx in die tiefen Atemwege bewegen können. Darüber hinaus sind mangelnde Stationshygiene mit Übertragung von Erregern mittels kontaminierter Hände durch Ärzte und Pflegepersonal sowie Grunderkrankungen wie COPD, ZNS-Störungen, ARDS, Trauma, Verbrennungen und andere kardiale und pulmonale Grunderkrankungen als Risikofaktoren identifiziert. Weitere Risikofaktoren sind beobachtete Aspiration, die Gabe von Muskelrelaxantien, die Reintubation, eine enterale Ernährung, eine unkontrollierte Gabe von Antazida oder H_2-Antagonisten sowie auch eine vorausgegangene Antibiotikagabe. Darüber hinaus sind einige Risikofaktoren bekannt, die eine nosokomiale Pneumonie mit multiresistenten Erregern begünstigen. Eine Zusammenstellung solcher Faktoren findet sich in der **Tabelle 2**.

- Antimikrobielle Therapie in den vorausgehenden 90 Tagen
- stationäre Behandlung für 5 Tage oder länger
- häufiges Vorkommen von resistenten Erregern im ambulanten Bereich oder in der betreffenden Abteilung des Krankenhauses
- Vorliegen von Risikofaktoren für eine HCAP*:
  → stationäre Behandlung für 2 Tage oder länger in den vorausgehenden 90 Tagen
  → Unterbringung in einem Pflegeheim
  → ambulante Infusionstherapie (einschließlich Antibiotikatherapie)
  → chronische Dialyse innerhalb der vorausgehenden 30 Tage
  → ambulante Wundversorgung
  → multiresistente Erreger bei einem Familienangehörigen
- Immunsuppression durch Erkrankung oder Therapie

* so genannte *health care associated pneumonia*

Tabelle 2: Risikofaktoren für eine nosokomiale Pneumonie durch multiresistente Erreger.

2 Erreger und mikrobiologische Diagnostik

2.1 Mikrobiologische Diagnostik

2.1.1 Allgemeines

Haut und Schleimhäute des Menschen sind mit einer umfangreichen physiologischen Standortflora besiedelt. Man schätzt, dass der Mensch etwa 10^{13} körpereigene Zellen aufweist, während er von ca. 10^{14} Mikroorganismen, die bis zu 500 verschiedenen Spezies angehören können, kolonisiert ist. Dieser Flora gehören auch häufig opportunistische Krankheitserreger an wie z.B. *Escherichia coli, Staphylococcus aureus* oder *Streptococcus pneumoniae*. Die mikrobiologische Diagnostik von Atemwegsinfektionen wird dadurch erschwert und die Spezifität der Untersuchungen beeinträchtigt, da Untersuchungsmaterialien aus den Atemwegen in der Regel mit Standortflora kontaminiert sind.

Bei ambulant erworbenen unkomplizierten Infektionen der Atemwege wird häufig auf eine mikrobiologische Diagnostik verzichtet. Bei ambulant erworbenen Pneumonien (CAP) sind die diagnostischen Empfehlungen der *American Thoracic Society* (ATS) und des *European Study on Community Acquired Pneumonia Commitee* (ESOCAP) eher limitiert, die der *Infectious Diseases Society of America* (IDSA) weitreichender. Ursächlich dafür sind vor allem die limitierten Resourcen aber auch die in Deutschland fehlende Logistik. So sollten Untersuchungsmaterialien aus den Atemwegen innerhalb von vier Stunden nach Entnahme das mikrobiologischen Labor erreicht haben und bereits bearbeitet sein. Dies ist bedauerlicherweise selbst bei Krankenhauspatienten nicht immer möglich. Entsprechend ungenau sind in Deutschland die Kenntnisse der Erreger- und Resistenzepidemiologie bei Atemwegsinfektionen. Es ist zu begrüßen, dass dem durch ein BMBF gefördertes Projekt (CAPNETZ) abgeholfen werden soll. Erste Erhebungen weisen bereits überraschende Ergebnisse aus.

Angesichts der sehr unterschiedlichen lokalen Möglichkeiten zur mikrobiologischen Diagnostik nimmt es nicht Wunder, dass selbst in Studien bei Patienten mit Pneumonie über Erregernachweisraten von zwischen 30 % und 80 % berichtet wird. Dabei muss berücksichtigt werden, dass bei vielen Patienten erst nach Beginn der antibiotischen Therapie und deren vermeintlichen Versagens mikrobiologische Untersuchungen angestrebt werden. Weiterhin werden häufig nur ein Teil der diagnostischen Möglichkeiten genutzt. Einige Autoren beurteilen die Kosteneffektivität mikrobiologischer Untersuchungen kritisch, ohne dass dafür entsprechende Studien vorlägen. Berücksichtigt man die Letalitätsraten von CAP, die bei ambulant behandelten Pneumonien immerhin um 1 % beträgt, bei hospitalisierten Patient mit zwischen 5 % und 10 % angegeben wird und bei intensivstationspflichtigen Patienten auf etwa 20 % ansteigt, erscheint eine solche Diskussion verfrüht. Vielmehr sollte alles unternommen werden, um die Behandlungsergebnisse zu verbessern. Dies gilt umso mehr für die nosokomiale Pneumonie (HAP). Hier beträgt die in verschiedenen Studien erfasste attributive Letalität für die beatmungsassoziierte Pneumonie ca. 30 %, bei ätiologischer Beteiligung von nosokomialen „Problemkeimen", wie *Pseudomonas aeruginosa* oder *Acinetobacter spp.* wurden ca. 50 % beobachtet.

Die mikrobiologische Diagnostik dient der Bestätigung (oder gegebenenfalls Relativierung) der klinischen Verdachtsdiagnose, dem Nachweis der jeweiligen Erreger, sowie der Einschätzung der Erregerempfindlichkeit gegenüber antimikrobiellen Chemotherapeutika. Die Ergebnisse dienen nicht ausschließlich der adäquaten Versorgung des jeweiligen Patienten, sie sollten darüber hinaus zu kleinraumepidemiologischen Analysen genutzt werden, um kalkulierte Therapieregime sicherer zu gestalten und gegebenenfalls Qualitätsprobleme und Hygienefehler aufzudecken.

Mikrobiologische Diagnostik umfasst den Erregernachweis, der mit verschiedenen Kombinationen aus Mikroskopie, kultureller Anzucht, Antigennachweisverfahren und molekularbiologischer Detektion von spezifischen genetischen Eigenschaften geführt wird. Daneben kommt dem Nachweis von spezifischen Antikörpern diagnostische Bedeutung zu.

2.1.2 Erregernachweis

Zum Nachweis von Viren können sowohl Rachenabstrich, Rachenspülwasser sowie Bronchiallavage-Flüssigkeit eingesetzt werden. Prinzipiell sind sowohl Erregeranzucht in der Zellkultur als auch der molekularbiologische Nachweis der Erreger möglich. Bakterielle Erreger können aus Sputum, Trachealsekret, Bronchiallavage-Flüssigkeit, *Protected Brush Specimen,* Pleurapunktat sowie Lungenbioptat angezüchtet werden. Wichtig ist, dass diese Materialien ungekühlt innerhalb von 4 Stunden das Labor erreichen und dort sofort weiter verarbeitet werden. Neben der Untersuchung von Atemwegsmaterialien sollten bei Verdacht auf eine Bakteriämie Blutkulturen (3 mal 2 Flaschen im Abstand von 30 Minuten) gewonnen werden.

Bereits die Gramfärbung des Untersuchungsmaterials kann unter Umständen Hinweise auf wahrscheinliche Erreger geben. Bei Verdacht auf *Chlamydia pneumoniae* ist ein direkter Immunfluoreszenztest möglich. Der Nachweis von *Pneumocystis jiroveci* wird aus der BAL mittels direktem Immunfluoreszenztest bzw. *Grocott*-Färbung geführt. Antigennachweise *(Legionella pneumophila* Typ 1, Pneumokokken) können auch aus Urin bzw. gegebenenfalls aus BAL-Flüssigkeit erfolgen. Für den Nachweis von Mykobakterien sind besondere Untersuchungsgänge (Auramin- bzw. *Ziehl-Neelsen*-Präparat, spezielle Kulturverfahren) erforderlich.

Für Anzucht, Reinkultur, Identifizierung und Resistenztestung von schnell wachsenden Erregern sind in der Regel drei Tage zu veranschlagen. Der kulturelle Nachweis von Mykobakterien kann einige Wochen dauern. Dies wird häufig als Problem gesehen und nach Abhilfe durch Schnelldiagnostik gesucht. Insbesondere die molekulare Diagnostik soll hier Fortschritte erzielen. Diese Methoden werden die klassische kulturelle Diagnostik jedoch auf absehbare Zeit nicht ersetzen können, da sowohl Sensitivität (Rate an falsch negativen Befunden, z.B. aufgrund von Inhibitoren) und Spezifität (Rate an falsch positiven Befunden, z.B. aufgrund von Persistenz der Erreger-DNA oft noch lange nach Absterben der Mikroorganismen) bisher noch nicht zufriedenstellend sind. Auch der Nachweis von Resistenzgenen kann nicht ohne weiteres den phänotypischen Resistenztest ersetzen, da die Gene unterschiedlich stark exprimiert werden und mehrere Resistenzmechanismen in einem Erreger interagieren können.

2.1.3 Serologie

Infektionen durch *Mycoplasma pneumoniae* können auch durch Antikörpernachweise objektiviert werden. Zur Verfügung stehen unter anderem IgG-, IgM- und IgA- spezifische ELISA sowie entsprechende *Western-Blots*. Zum Nachweis von *Chlamydia pneumoniae*-Infektionen wird u.a. auf speziesspezifische Membran-Protein-Antikörper mittels ELISA (IgG und IgA) oder auf speziesspezifische MOMP-Antikörper im Mikroimmunfluoreszenztest untersucht. Entsprechende Untersuchungstechniken stehen auch zum Nachweis einer *Chlamydia trachomatis*-Pneumonie bei Neugeborenen zur Verfügung. Bei Verdacht auf Infektion durch *Chlamydia psittaci* können speziesspezifische MOMP-Antikörper im Mikroimmunfluoreszenztest (IgG), und Komplement-bindende *Chlamydia*-Antikörper in der Komplementbindungsreaktion (KBR; vorzugsweise IgM) untersucht werden. Mittels indirektem Immunfluoreszenztest lassen sich *Legionella pneumophila*-Antikörper gegen *Legionella pneumophilia* Serotypen 1 – 12 sowie gegen *Legionella spp.* b – j nachweisen. Für die Suche nach Anti-*Coxiella*-Antikörpern kann der indirekte Immunfluoreszenztest oder eine KBR eingesetzt werden.

2.1.4 Resistenztestung

Ziel der Resistenztestung ist die zuverlässige Vorhersage des klinischen Erfolgs oder Misserfolgs einer antimikrobiellen Chemotherapie aufgrund von reproduzierbar erzielbaren *in vitro*-Testergebnissen mit dem Infektionserreger. Für die Resistenztestung von bakteriellen Infektionserregern steht eine Reihe von Untersuchungsmethoden zur Verfügung. Gegenwärtig ist eine ISO-Norm in Abstimmung, die als weltweites Referenzverfahren die Bouillon-Mikrodilution zur Bestimmung der minimalen Hemmkonzentration (MHK) von Antibiotika festlegt. Dieses Verfahren kann durchaus auch routinemäßig genutzt werden. Die minimale Hemmkonzentration (MHK) ist die niedrigste Konzentration eines Wirkstoffes, bei der unter definierten *in vitro*-Bedingungen die Vermehrung von Bakterien innerhalb einer festgelegten Zeitspanne verhindert wird. Vermeintlich einfacher und billiger ist der immer noch weit verbreitete Agardiffusionstest. Dafür wird ein Agarmedium mit einem Inokulum versehen und anschließend werden antibiotikahaltige Papierblättchen aufgelegt. Während der Inkubation diffundieren die Antibiotika in das Nährmedium und hemmen wirkungs- und konzentrationsabhängig das Wachstum der Mikroorganismen. Es entstehen so um die Plättchen herum runde Hemmhöfe, deren Durchmesser gemessen werden muss. Sofern in Studien eine gute Korrelation zwischen Hemmhofdurchmesser und MHK-Wert für entsprechende Infektionserreger belegt wurden, kann dieser Test eingesetzt werden. Es müssen aber eine ganze Reihe von Standardisierungen eingehalten werden (z.B. Zusammensetzung des Mediums, Schichtdicke des Mediums, Zahl der Bakterien im Inokulum), um diesen Test valide durchzuführen. Die Festlegungen dafür sind aber weltweit unterschiedlich und die Ergebnisse nicht ohne weiteres vergleichbar. Während MHK-Ergebnisse direkt aufgrund von pharmakokinetischen und pharmakodynamischen Kenntnissen beurteilt werden können, gilt das für Agardiffusionstestergebnisse (= mm Hemmhofdurchmesser) nicht. Es wurde daher nötig, eine Beurteilung der Ergebnisse vorzunehmen. Dazu wurden die Kategorien „sensibel", „intermediär" und „resistent" geschaffen. Ein Erreger wird als sensibel bezeichnet, wenn die für ein entsprechendes Chemotherapeutikum ermittelte MHK so gering (ein entsprechender Hemmhof so groß) ist, dass bei einer Therapie mit der üblichen Dosierung und bei geeigneter Indikation im Allgemeinen ein Therapieerfolg zu erwarten ist. Ein Erreger wird als intermediär eingestuft, wenn die für ein entsprechendes Chemotherapeutikum ermittelte MHK (Hemmhofdurchmesser) in einem Bereich liegt, für den ohne zusätzliche Berücksichtigung weiterer Kriterien keine Beurteilung hinsichtlich des zu erwartenden Therapieerfolges möglich ist. Ein Erreger wird als resistent bezeichnet, wenn die für ein entsprechendes Chemotherapeutikum ermittelte MHK so hoch (ein entsprechender Hemmhof so klein) ist, dass auch bei Verwendung der zugelassenen Höchstdosierung ein therapeutischer Erfolg nicht zu erwarten ist. Die Grenzwerte für diese Beurteilungen sind aber je nach Standard gebender Organisation (z.B. DIN, CLSI, BSAC) durchaus unterschiedlich. Zur Zeit ist eine europäisch harmonisierter Beurteilungsstandard vom *European Committee on Antibiotic Susceptibility Testing* (EUCAST) in Entwicklung. Kommerziell erhältliche Tests, die von den beschriebenen Verfahren abgeleitet sind, stehen zur Verfügung (z.B. E-Test, Vitek, Phönix), müssen allerdings jeweils validiert werden. Eine ISO-Norm zur Überprüfung der Leistungsfähigkeit solcher Verfahren ist in Entwicklung.

2.2 Erreger und Resistenz
2.2.1 Häufige Erreger
Als häufige Erreger kommen sowohl Viren als auch Bakterien vor. Virale Pneumonie-Erreger sind insbesondere Influenza A und B Viren, Parainfluenzavirus, Adenoviren, Respiratory Syncytial-Viren und Coxsackie-Viren, während als bakterielle Erreger häufig *Streptococcus pneumoniae, Haemophilus influenzae,* Mykoplasmen, Chlamydien, *Staphylococcus aureus, Enterobacteriaceae, Legionella pneumophila* und bei nosokomialen Infektionen auch *Pseudomonas aeruginosa* und *Acinetobacter spp.* nachgewiesen werden.

2.2.1.1 Streptococcus pneumoniae

Bei den Pneumokokken handelt es sich um mit den vergrünenden Streptokokken verwandte grampositive Diplokokken, die als hervorstechende Merkmale eine Gallelöslichkeit sowie eine durch Optochin-induzierbare Apoptose aufweisen. Sie wachsen auf bluthaltigen Medien unter aeroben, oft besser unter mikroaerophilen Bedingungen. Neben dem Nachweis der Erreger aus Atemwegsmaterialien, können auch Blutkulturen hilfreich sein, da in frühen Stadien der Pneumokokken-Pneumonie eine Bakteriämie vorliegt. Auch ein Antigennachweis im Patientenurin ist möglich. Wichtigster Virulenzfaktor der Pneumokokken ist die Polysaccharidkapsel, von der mehr als 90 Serotypen beschrieben sind. Insbesondere den Serotypen 1-4, 7, 8, 12, 14 und 21 wird eine erhebliche Virulenz zugeschrieben. Daneben haben eine Reihe von Enzymen wie z.B. Pneumolysin, Hyaloronidase, IgA-Proteasen und Neuramidase Bedeutung im Infektionsprozess. Der Adhäsion dient u.a. das Pneumokokken-Surface-Adhäsin A. Gesunde Träger von Pneumokokken finden sich in etwa 10 % der adulten Bevölkerung, während Kinder erheblich häufiger besiedelt sind. Im Winter ist die Kolonisationsrate erhöht.

Internationale *Surveillance*-Studien *(Protekt, Sentry, Alexander)* haben gezeigt, dass in Westeuropa mittlerweile 25-30 % der Pneumokokken nicht mehr als Penicillin-sensibel eingestuft werden können. Allerdings besteht eine erhebliche Heterogenität zwischen den Regionen. Nationale Resistenzraten schwanken zwischen < 5 % in den Niederlanden und > 50 % in Frankreich und Spanien. Penicillin-resistente Pneumokkken werden in Deutschland in < 5 % der Isolate gefunden. Seit den 90er Jahren des vorigen Jahrhunderts ist in Europa eine Zunahme der Makrolidresistenz bei Pneumokokken zu beobachten die auch Deutschland betrifft (gegenwärtig etwa 15-20 %). Ursächlich ist vordringlich die Methylierung der Ribosomen durch das erm-Genprodukt. Es resultiert der MLS_B-Phenotyp. Chinolon-Resistenz findet sich vor allem in Nordamerika.

2.2.1.2 Haemophilus influenzae

Haemophilus influenzae wurde erstmals 1892 von *Pfeiffer* beschrieben und fälschlicherweise als der Erreger der Influenza angeschuldigt. *Haemophilus spp.* sind kleine (1 mal 0,3 µm) pleomorphe gramnegative Stäbchen, die meist am besten unter mikroaerophilen Bedingungen (Luft mit 5-10 % CO_2) wachsen und dabei erhebliche Nährstoffansprüche stellen (z.B. Kochblutagar). *Haemophilus influenzae*-Stämme können eine Reihe von Virulenzfaktoren aufweisen, wie z.B. Fimbrien, die der Adhäsion dienen, IgA-Proteasen, β-Laktamasen, sowie Faktoren, die in der Lage sind, den Zilienschlag des Respirationstraktepithels zu inhibieren. Als wichtigster Virulenzfaktor ist jedoch die Bildung einer Polysaccharidkapsel vom Serotyp B anzusehen, die aus Polyribosephosphat (RPR) besteht und den Stämmen Phagozytose-Resistenz verleiht.

Haemophilus influenzae ist maximal an den Menschen angepasst. Bei bis zu 80 % der Menschen ist insbesondere der Oropharynx besiedelt, seltener sind Konjunktiven oder die Genitalschleimhaut mit *Haemophilus spp.* kolonisiert. Ein Vorkommen außerhalb dieses Wirts ist nicht bekannt. Die Bakterien werden durch Tröpfchen übertragen. Unbekapselte Stämme von *Haemophilus influenzae* und *parainfluenzae* verursachen einen erheblichen Teil der ambulant erworbenen Pneumonien sowohl bei jungen vor allem aber bei alten Menschen. In Deutschland weist bisher nur ein geringer Prozentsatz der Stämme eine β-Laktamase auf, allerdings kommen auch β-Laktamase-negative Ampicillin-resistente (BLNAR) Stämme vor.

Eine Therapie ist meist mit Aminopenicillinen gegebenenfalls in Kombination mit einem β-Laktamase-Inhibitor möglich. Alternativ können Cephalosporine oder Chinolone in Betracht gezogen werden. Makrolide weisen hingegen bei *Haemophilus* nur eine bakteriostatische Wirkung auf und können zu Therapieversagen führen.

2.2.1.3 Staphylococcus aureus

Staphylokokken sind grampositive in Haufen gelagerte Kokken, die die Fähigkeit haben, freie und gebundene Koagulase zu bilden und damit über Prothrombinaktivierung die Fibrinbildung zu induzieren. Weitere Enzyme, die als Virulenzfaktoren angesehen werden müssen, umfassen Katalase, Hyaluronidase, DNAase, Staphylokinase, Lysostaphin und nicht zuletzt β-Laktamase. Die meisten Stämme tragen in ihrer Oberfläche das Protein A, eine Substanz, die mit den Fc-Enden der Immunglobuline reagiert. Darüber hinaus können Hämolysine (α-, β-, γ-, δ-Toxin), ein Leukozidin sowie die Exfoliatine A und B gebildet werden. Schließlich können Enterotoxine A-E sowie *Toxic-Shock*-Toxin 1 vorkommen. *Staphylococcus aureus*-Stämme sind aufgrund der β-Laktamase-Bildung üblicherweise gegen Penicilline resistent, so dass gegebenenfalls β-Laktamase-Inhibitoren zum Einsatz gelangen müssen. Alternativ können Basis-Cephalosporine eingesetzt werden. Die Clindamycin-Resistenz ist unterschiedlich ausgebildet, die gegen Chinolone im Zunehmen begriffen. Multiresistente Stämme (MRSA) haben sich in den vergangenen Jahren immer weiter ausgebreitet und für erhebliche therapeutische Probleme gesorgt. Seit 2002 sind in Deutschland sporadisch auch MRSA-Stämme aufgetreten, die das *Panton-Valentin*-Leukozidin aufwiesen und sich durch verstärkte Virulenz auszeichnen. Bei diesen Erregern sind Glykopeptid-Antibiotika und bei der Pneumonie vor allem Linezolid angezeigt. Diese Substanzen sind allerdings nur bakteriostatisch wirksam, so dass bei *in vitro* nachgewiesener Empfindlichkeit die Kombination mit Rifampicin eine Option darstellt. *Staphylococcus aureus* ist einer der häufigsten Erreger von nosokomialen Infektionen.

2.2.1.4 Mycoplasma pneumoniae

Mykoplasmen sind zellwandlose Bakterien, die sich daher der Gramfärbung entziehen. *Mycoplasma pneumoniae* muss als obligat pathogen eingeschätzt werden, da die Erreger auf Bronchialepithel adhärieren, zu einer Zilienstase und zur Zellschädigung führen. Sie verursachen auf diese Weise eine so genannte „atypische" Pneumonie. Die Anzucht der Erreger ist schwierig und dauert 2 Wochen. Die PCR-Diagnostik ist bisher nicht ausreichend standardisiert. Daher wird bei der Diagnostik meist auf serologische Verfahren (z.B. IgG und IgM spezifische ELISA, IgG, IgM und IgA spezifische Immunoblots) mit hoher Sensitivität und Spezifität ausgewichen. Die Mykoplasmen-Pneumonie verläuft selten schwer. Sie kann gegebenenfalls mit Chinolonen, Doxycyclin oder Makroliden behandelt werden.

2.2.1.5 Chlamydia pneumoniae

Chlamydien sind obligat intrazelluläre Mikroorganismen, die auf das ATP der Wirtszellen angewiesen sind. Sie weisen im Unterschied zu anderen Mikroorganismen einen Wachstumszyklus auf. Der Nachweis der Erreger wird durch direkte Immunfluoreszenz-Verfahren geführt. Dabei kommen Spezies-spezifische monoklonale Antikörper zur Anwendung. Der kulturelle Nachweis ist schwierig und muss in einer geeigneten Zellkultur geführt werden. Dazu ist es erforderlich die Begleitflora durch Antibiotikazusatz abzutöten. Alternativ können serologische Untersuchungsverfahren eingesetzt oder Nukleinsäureamplifikationstechniken verwandt werden. Die Inzidenz von *Chlamydia pneumoniae*-Infektionen wird sehr unterschiedlich angegeben. Offenbar sind jüngere Patienten häufiger betroffen. Erste Daten aus dem in Deutschland etablierten *CAPNETZ* weisen überraschenderweise auf Inzidenzraten von unter 1 % hin. Die Chlamydien-Pneumonie verläuft selten schwer. Sie kann gegebenenfalls mit Chinolonen, Doxycyclin oder Makroliden behandelt werden.

2.2.1.6 Chlamydia psittaci

Die *Chlamydia psittaci*-Pneumonie wird auch als Papageienkrankheit oder Ornithose bezeichnet, da Vögel das Reservoir des Erregers darstellen. Er wird von diesen mit dem Kot ausgeschieden. So in die Umwelt gelangt, kann *Chlamydia psittaci* monatelang überleben und mit

Aerosolen auf den Menschen übertragen werden. Gefährdungen können insbesondere auch von Geflügelbeständen ausgehen. Anders als bei Infektionen mit *Chlamydia pneumoniae* verläuft die Psittakose oft als schwere Pneumonie. Der kulturelle Nachweis des Erregers muss wie bei *Chlamydia pneumoniae* in Zellkulturen erfolgen, deren Inkubationszeit auf etwa 10 Tage ausgedehnt werden sollte. Anders als *Chlamydia pneumoniae* kann der Erreger auch ohne mechanische Unterstützung (Zentrifugation) die Zellen effektiv infizieren. Aufgrund des erheblichen Zeitaufwands für die Kultur wird die spezifische Erkrankung üblicherweise mit serologischen Methoden diagnostiziert, deren Sensitivität und Spezifität jedoch meist unklar ist. PCR-Nachweismethoden wurden beschrieben, sind aber nicht ausreichend validiert. Therapeutisch können Chinolone, Doxycyclin oder Makrolide eingesetzt werden. Für die Psittakose besteht eine Meldepflicht nach dem Infektionsschutzgesetz.

2.2.1.7 Legionella pneumophila

Obwohl als humanpathogen erst 1976 erkannt, sind bis heute mehr als 40 unterschiedliche Spezies mit mehr als 60 Serotypen beschrieben und als Pneumonie-Erreger in Erscheinung getreten. Allerdings werden 90 % der Infektionen durch *Legionella pneumophila* hervorgerufen, die meist den Serovaren 1, 4 oder 6 angehören. Das Reservoir für die gramnegativen Stäbchen sind Feuchtbiotope, in denen sie extremen Temperaturen (0° bis 63°C) und pH-Werten (5-8,5) widerstehen können. Die Erreger werden meist mit Aerosolen gegebenenfalls in großer Menge eingeatmet. Notorisch sind Duschen, Whirlpools, Klimaanlagen und Dentaleinheiten. In Krankenhäusern sollten die Wasserinstallationssysteme regelmäßig überprüft und gegebenenfalls saniert werden, um nosokomiale Infektionen nach Möglichkeit zu vermeiden. Von Mensch zu Mensch werden Legionellen nicht übertragen. Obwohl Legionellen als obligat pathogen eingeschätzt werden müssen, ist ihre Virulenz offenbar gering, da von Infektionen vor allem immunsupprimierte Patienten betroffen sind. Die mikrobiologische Diagnostik erfolgt mittels direkter Immunfluoreszenz-Mikroskopie vorzugsweise aus BAL-Flüssigkeit. Dieses Verfahren ist jedoch weniger sensitiv als die Kultur. Für letztere wird ein kohlehaltiges Spezialmedium benötigt, auf dem die Legionellen nach 3-5 Tagen sichtbare Kolonien bilden. Stämme, die nur in Kokultur mit Amöben wachsen, kommen vor. Weiterhin kann im Patientenurin ein Antigennachweis angestrebt werden. Dabei werden allerdings nur die Antigene von *Legionella pneumophila* Serovar 1 eingesetzt (>80% der Erreger werden erfasst). Nukleinsäureamplifikationstests sind möglich, bisher aber wenig gebräuchlich. Schließlich sind indirekte Immunfluoreszenztests zum Nachweis von spezifischen Antikörpern im Patientenserum hilfreich. Die Therapie kann mit einem Chinolon oder einem Makrolid erfolgen. Legionellosen sind nach dem Infektionsschutzgesetz meldepflichtig.

2.2.1.8 Enterobacteriaceae

Enterobacteriaceae wie *Klebsiella pneumoniae, Enterobacter spp., Proteus spp.* oder *Escherichia coli,* treten seltener als Erreger von ambulant erworbenen Pneumonien in Erscheinung. Aufgrund der Krankenhausassoziierten Fehlbesiedlung des Oropharynx mit gramnegativen Stäbchen sind sie häufiger bei nosokomialen Infektionen anzutreffen. Sie kommen in der Natur ubiqitär vor und sind regelmäßig Teil der humanen Darmflora.

Enterobacteriaceae sind typische opportunistische Krankheitserreger, die neben ihrem Lipopolysaccharid über eine Vielzahl von Virulenzfaktoren wie Geißeln, Fimbrien, Kapselbildung etc. verfügen. Darüber hinaus kommen verschiedene Resistenzmechanismen einschließlich der ESBL-Bildung *(extended spectrum β-lactamase,* vermittelt Resistenz gegenüber Penicillinen und Cephalosporinen nicht aber Carbapenemen) vor. Aufgrund dessen ist der kulturelle Nachweis der Erreger mit anschließender Resistenztestung von erheblicher Bedeutung, da die Therapie gegebenenfalls nach Antibiogramm umgestellt werden muss.

2.2.1.9 Pseudomonas Gruppe

Das Genus *Pseudomonas* hat aufgrund von molekularbiologischen Untersuchungen erhebliche taxonomische Veränderungen erfahren, die aber heute allgemein akzeptiert sind. So sind aus dem Genus die Genera *Burkholderia, Stenotrophomonas, Ralstonia, Brevundimonas, Comamonas* und *Acidovorans* hervorgegangen. Die gramnegativen Stäbchen sind ubiquitär verbreitet und vor allem in feuchter Umgebung zu finden. Sie sind relativ Umwelt-resistent und auf Standard-, gegebenenfalls bluthaltigen Kulturmedien leicht anzuzüchten. Allerdings können insbesondere stark bekapselte Stämme mehr als 24 Stunden zur Koloniebildung benötigen. *Pseudomonas aeruginosa* gehört zu den häufigsten Erregern der nosokomialen Pneumonie. Ambulant erworbene Pneumonien mit diesem Erreger sind am ehesten bei Patienten mit einer lange bestehenden COPD zu beobachten. Mukoide Stämme infizieren zu einem hohen Prozentsatz Patienten mit Zystischer Fibrose und lassen sich in der Regel nicht mehr eradizieren. *Stenotrophomonas maltophilia* ist bisher als nosokomialer Pneumonieerreger angesehen worden, insbesondere nach Selektion durch eine Carbapenem-Therapie. Mittlerweile tritt er aber auch als Erreger ambulant erworbener Atemwegsinfektionen in Erscheinung. *Stenotrophomonas* ist multiresistent, am ehesten sind Ceftazidim und Cotrimoxazol wirksam. *Burkholderia cepacia* kommt als Erreger von nosokomialen Pneumonien meist ausbruchartig vor. Daneben sind

Patienten mit Zystischer Fibrose von chronischen Infektionen betroffen, die die Prognose der Patienten deutlich verschlechtern. Die Erreger sind meist multiresistent, nicht selten gegen alle zur Verfügung stehenden Antibiotika. *Burkholderia pseudomallei* verursacht das vor allem in Südostasien und Nordaustralien verbreitete vielschichtige Krankheitsbild der Melioidose. Im Rahmen dieser ambulant erworbenen Infektion kann es unter anderem zu Krankheitsverläufen kommen, die dem Bild einer Tuberkulose sehr ähnlich sind. Die Erreger können am ehesten mit *Pseudomonas*-wirksamen Cephalosporinen oder Tetrazyklinen erreicht werden.

2.2.1.10 Coxiella burnetii

Das Inzidenz des Q-Fiebers scheint in Deutschland anzusteigen. Da die Allgemeininfektion im Verlauf meist mit den Zeichen einer „atypischen" Pneumonie einhergeht, sei der Erreger hier vermerkt. *Coxiella burnetii* ist ein umweltresistentes gramnegatives Stäbchen, welches ubiquitär vorkommt. Das Erregerreservoir stellen vor allem Rinder und Schafe sowie Zecken aber auch viele andere Tiere dar. Die Tiere erkranken selber nicht, scheiden aber den Erreger aus. Die Infektion des Menschen erfolgt durch die Inhalation von erregerhaltigen Stäuben oder Aerosolen. Die Erregeranzucht aus Blut und anderen Geweben ist schwierig und kann nur in Zellkulturen erfolgen. Die PCR ist bisher spezialisierten Labors vorbehalten. Die Diagnostik bedient sich daher serologischer

Methoden (IgG, IgA und IgM spezifischer indirekter Immunfluoreszenztest, alternativ KBR oder ELISA). Zur Therapie können Doxycyclin oder alternativ Chinolone oder Cotrimoxazol eingesetzt werden. Q-Fieber ist nach dem Infektionsschutzgesetz meldepflichtig.

2.2.1.11 Pilze

Pilze sind üblicherweise keine Erreger von ambulant erworbenen Pneumonien. Ausnahmen stellen die obligat pathogenen dimorphen Pilze *Histoplasma capsulatum, Coccidioidis immitis, Paracoccidioidis brasiliensis* und *Blastomyces dermatitidis* dar, die allerdings nur in ihren jeweiligen Endemiegebieten (USA, Afrika/USA/Zentral- und Südamerika/ Zentral- und Südamerika) auftreten. Die Erregersporen werden aerogen aufgenommen und verursachen pulmonale, extrapulmonale und disseminierte Infektionen. Sie sind aus entsprechenden Untersuchungsmaterialien (Sputum, BAL, Blut, andere Gewebe) anzüchtbar, dies kann jedoch einige Tage dauern. Die Identifikation und Abgrenzung von anderen saprophytären Spezies ist schwierig. Daher sind mikroskopische Untersuchungen des Patientenmaterials unter Einsatz verschiedener Färbetechniken sowie histologische Untersuchungen von großer Bedeutung. Serologische Tests sowie Antigennachweise werden in Labors außerhalb der Endemiegebiete meist nicht vorgehalten.

Aspergillus fumigatus und viele andere Fadenpilze, die ubiquitär vorkommen, können ebenfalls Infektionen der Lunge verursachen. Dies setzt allerdings Patienten mit Lungenvorschädigung (Kaverne) bzw. erheblicher Immunosuppression vor allem des zellulären Immunsystems voraus. Gefährdet sind Patienten nach Organtransplantation sowie Patienten mit Tumorleiden. Obwohl die Erreger auf geeigneten Medien unschwer anzuzüchten sind, lässt die Sensitivität und Spezifität der kulturellen Untersuchungen bei Fadenpilzen deutlich zu wünschen übrig. Bei Verdacht auf *Aspergillus fumigatus*-Infektionen kann zur Verbesserung des Erregernachweises das *Aspergillus*-Galaktomannan als Antigen im Serum und/oder der BAL-Flüssigkeit mittels ELISA bestimmt werden. PCR Methoden sind noch nicht ausreichend validiert. Die Therapie kann je nach Erreger und Resistenz mit Caspofungin, Voriconazol oder Amphotericin B erfolgen. Die Zahl der Infektionen ist offenbar im Zunehmen begriffen.

Auch die *Pneumocystis jiroveci*-(vormals *carinii*)-Infektion manifestiert sich bis auf wenige Ausnahmen nur bei immunsupprimierten Patienten, am ehesten bei Patienten mit HIV-infektionsbedingter geringer T-Helferzellzahl. Der Erreger ist bisher noch unzureichend erforscht. So macht er einen Enwicklungszyklus durch, der nicht in allen Einzelheiten geklärt ist. Auch Virulenzfaktoren sind nicht hinreichend bekannt. Obwohl die meisten Nordeuropäer Antikörper gegen *Pneumocystis jiroveci* aufweisen, ist die Übertragung ungeklärt. Offenbar ist *Pneumocystis jiroveci* jedoch streng an den Wirtsorganismus Mensch adaptiert. Zur Diagnostik ist BAL-Material erforderlich. Die Erregerzysten sind im mikroskopischen Präparat nach *Grocott*-Versilberung oder nach Immunfluoreszenzfärbung nachweisbar. Alternativ kann auch eine *Giemsa*-Färbung untersucht werden. Eine kulturelle Diagnostik existiert bisher nicht, PCR Untersuchungen sind mit einer geringen Spezifität belastet. Zur Therapie wird Cotrimoxazol eingesetzt.

3 Klinische Befunde und Diagnostik
3.1 Symptomatik, Leitsymptome
3.1.1 Anamnese

Das typische Bild der **ambulant erworbenen Pneumonie (CAP)**, die zumeist eine Pneumokokkenpneumonie ist, tritt in den kühleren Jahreszeiten oder nach einer Unterkühlung bei Patienten in jedem Lebensalter auf. Die Erkrankung beginnt mit 30 bis 60 Minuten dauerndem Schüttelfrost, gefolgt von hohem Fieber und Husten mit zunächst geringem, häufig rostig braunem, später purulentem gelblichen Auswurf. Meist geht einige Tage zuvor ein milder, zumeist viraler Infekt der oberen Luftwege oder eine anderweitige Schädigung (z.B. Aspiration) des pulmonalen Abwehrsystems voraus.

Im Gegensatz zur klassischen Pneumokokken-Pneumonie ist der Beginn der so genannten atypischen Pneumonie verzögert, schleichend, meistens ohne Schüttelfrost, verbunden mit Arthralgien, Myalgien, Kopfschmerzen und mäßigem Krankheitsgefühl. Bis zur vollständigen Krankheitsausbildung dauert es mehrere Tage, der Husten bei der atypischen Pneumonie ist zumeist unproduktiv, anhaltend und quälend; bei geringer bronchialer Sekretion ist das Sputum sehr spärlich und zumeist mukös sowie kaum purulent.

Die Fieberreaktion bei der Pneumokokken-Pneumonie ist heftig, abrupt und hoch (bis über 40°C möglich), während die sogenannte atypische Pneumonie einen langsamen Fieberanstieg aufweist und die Körpertemperatur selten über 38,5°C ansteigt. Auch wenn die Abgrenzung zwischen typischer und atypischer Pneumonie heute recht kritisch gesehen wird, ist sie insbesondere für den unerfahrenen Arzt zunächst hilfreich. Es muss allerdings bedacht werden, dass die Überschneidungen zwischen beiden Pneumonie-Formen beträchtlich sind und damit nicht Rückschlüsse auf eine sichere Erregerätiologie sowie eine gezielte antibiotische Behandlung erlauben.

Die Anamnese der **nosokomialen Pneumonie** basiert typischerweise auf den zuvor genannten Risikofaktoren wie postoperative oder Beatmungssituation, schwere akute Grunderkrankungen wie ausgeprägte Herzinsuffizienz, Polytrauma oder Aspiration bei ZNS-Erkrankungen. Die vom Patienten geschilderten Symptome können insbesondere bei höherem Alter absolut uncharakteristisch verlaufen, zumeist bestehen allerdings auch Fieberzustände, vermehrt Husten mit wenig produktivem Auswurf sowie deutlichem Krankheitsgefühl. Störungen des Gasaustausches werden vom Patienten als Einschränkung seiner Belastbarkeit bemerkt.

3.1.2 Klinische Befunde

Die klinische Diagnose einer Pneumonie gründet sich auf die **fünf Leitsymptome:**

1. Fieber,
2. Husten,
3. Auswurf,
4. Pleuraschmerzen,
5. klinischer oder radiologischer Nachweis eines neuen und persistierenden pulmonalen Infiltrates.

Das Blutbild weist zumeist eine Leukozytose mit oder ohne Linksverschiebung auf. Bei typischen – gelegentlich auch bei gramnegativen – Pneumonien können normale Leukozytenzahlen oder eine Leukopenie auftreten; das C-reaktive Protein und auch das Procalcitonin sind zumeist erheblich erhöht.

Die klinische Untersuchung sollte sich auf folgende Befunde konzentrieren:

- → Inspektion (Dyspnoe mit erhöhter Atemfrequenz)
- → Herzfrequenz und Blutdruck (Tachykardie, arterielle Hypotonie)
- → Perkussion (Dämpfung bei Infiltraten bzw. Pleuraerguß)
- → Auskultation (Bronchialatmen, fein- bis mittelblasige klingende ohrnahe Rasselgeräusche).

3.1.3 Risikostratifizierung der ambulant erworbenen Pneumonie

Die Entscheidung für den Ort der Behandlung einer Pneumonie ist außerordentlich wichtig. Hierbei sollten objektive Schweregradbestimmungen eingesetzt werden. Zwei Instrumente sind hierfür gut geeignet:

→ der CRB- bzw. CURB-Index sowie der
→ *„pneumonia severity index"* (PSI).

Der CRB-Index (das Akronym steht für *confusion, respiratory rate, blood pressure)* besteht aus drei klinischen Variablen (Verwirrtheit, Atemfrequenz, Blutdruck), während beim CURB-Index zusätzlich ein Laborwert (Urea-N = Harnstoff-N im Serum) erfaßt wird. Diese Variablen sind wiederholt als unabhängige Prädiktoren für einen letalen Ausgang der CAP bei hospitalisierten Patienten identifiziert worden (**Tabelle 3**). Sie reflektieren die akute respiratorische Insuffizienz sowie Symptome der schweren Sepsis bzw. des septischen Schocks. Patienten, die keine dieser Variablen in pathologischer Form aufweisen, haben ein minimales Letalitätsrisiko (etwa 1 %), während solche mit einer oder zwei bzw. drei oder vier ein Letalitätsrisiko von etwa 8 % bzw. etwa 30 % aufweisen. Bei allen klinisch eingewiesenen Patienten muss heute auf der Basis der Qualitätsverordnungen der CURB-Index erfaßt und kodiert werden. Von Konsensus-Konferenzen wird empfohlen, bei einem CRB-Index > 0 bzw. einem CURB-Index >0 eine stationäre Einweisung ernsthaft zu erwägen. Im Falle einer ambulanten Behandlung (CRB bzw. CURB = 0) sollte eine ärztliche Nachuntersuchung nach längstens 48 Stunden vorgenommen werden, da eine klinische Verschlechterung häufig in diesem Zeitraum eintritt.

Risikofaktoren bei hospitalisierten Patienten mit ambulant erworbener Pneumonie
   „CURB-Index"

→ Bewusstseinstrübung (**c**onfusion)

→ Harnstoff-N > 7 mmol/l (**u**rea)

→ Atemfrequenz ≥ 30/Min (**r**espiratory-rate)

→ Diastolischer Blutdruck ≤ 60 Torr
   systolischer Blutdruck < 90 Torr (**b**loodpressure)

Tabelle 3: Prädiktoren für CAP bei hospitalisierten Patienten.

Eine intensivmedizinische Behandlung der schwergradigen Pneumonie (**Tabelle 4**) sollte immer erfolgen, soweit ein respiratorisches Versagen, eine deutliche Zunahme der radiologisch nachweisbaren Infiltrate sowie die Zeichen der schweren Sepsis bzw. des Multiorganversagens vorliegen. Darüber hinaus stellt auch ein CURB-Index von ≥ 2 ein weiteres Kriterium zu einer zumindest intensivierten Überwachung des Patienten dar.

Modifizierte Leitlinien der *American Thoracic Society* (ATS)

„Major"-Kriterien (positiv, wenn bei *einer* Variablen vorhanden)

1. Notwendigkeit der Intubation mit Beatmung
2. Notwendigkeit der Gabe von Vasopressoren > 4 h (Septischer Schock).

„Minor"-Kriterien (positiv, wenn bei *1-2* Variablen vorhanden)

1. Schwere akute respiratorische Insuffizienz ($PaO_2/FiO_2 < 250$)
2. Multilobäre Infiltrationen im Röntgen-Thorax
3. Systolischer Blutdruck < 90 Torr

Tabelle 4: Intensivmedizinische Behandlung der schwergradigen Pneumonie

3.1.4 Klinische Diagnostik

Der Umfang der klinischen Diagnostik richtet sich nach dem Schweregrad der Pneumonie des individuellen Patienten. Bei ambulanten Patienten **ohne** Risikofaktoren mit einer sehr niedrigen Letalität unter 1 % sollten eine klinische Untersuchung mit Bestimmung des CRP-Indexes und eine Röntgenthoraxaufnahme in zwei Ebenen vorgenommen werden. Die **Abbildungen 3a–3d** zeigen die Thoraxaufnahmen von Patienten mit einer ambulant erworbenen sowie einer nosokomialen Legionellen-Pneumonie. Unter den Laboruntersuchungen werden ein Blutbild, ein CRP sowie zur Therapiesteuerung ein Nierenfunktionsparameter (z.B. Kreatinin, Harnstoff) und weitere Untersuchungen in Abhängigkeit von Grunderkrankungen oder Begleitmedikation (z.B. Transaminasen) empfohlen. Eine mikrobiologische Untersuchung ist bei diesen Patienten nicht unbedingt notwendig. Bei ambulanten Pneumonie-Patienten **mit** Risikofaktoren kann eine umfangreichere Labordiagnostik in Abhängigkeit von den Grunderkrankungen des Patienten notwendig sein. Auch mikrobiologische Untersuchungen sind empfehlenswert, soweit eine vorangegangene antibiotische Therapie bekannt ist und strukturelle Lungenerkrankungen oder rezidivierende Pneumonien vorliegen.

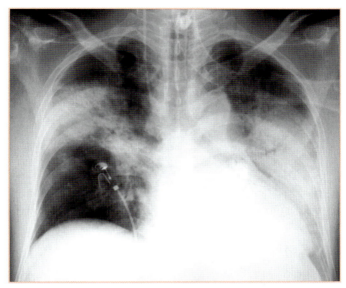

Abbildung 3a: Röntgenbild (ap) des Thorax eines Patienten mit ambulant erworbener Pneumonie durch Pneumokokken.

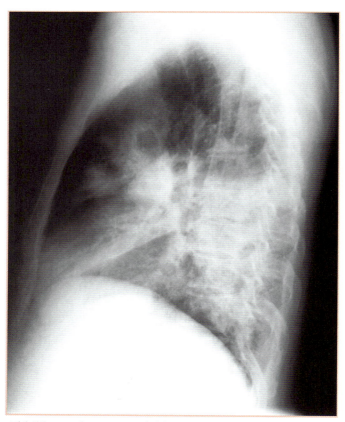

Abbildung 3b: Röntgenbild (seitlich) des Thorax eines Patienten mit ambulant erworbener Pneumonie.

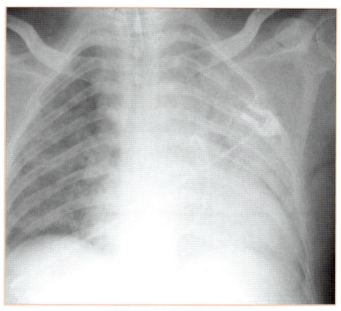

Abbildung 3c: Röntgenbild des Thorax eines Patienten mit nosokomial erworbener Pneumonie.

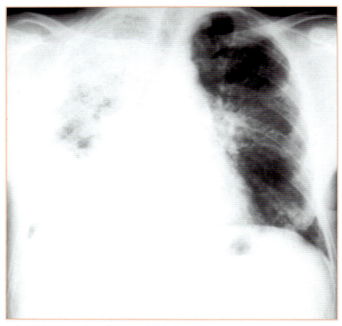

Abbildung 3d: Röntgenbild des Thorax eines Patienten mit nosokomial erworbener Legionellen-Pneumonie.

Bei hospitalisierten Patienten muss auf der Basis der klinischen Befunde (CURB-Index) entschieden werden, ob eine intensivmedizinische Überwachung und Behandlung notwendig sind. Darüber hinaus sollte bei kompliziertem Verlauf sowie bei Patienten mit Grunderkrankungen und/oder Immunstörungen unbedingt eine mikrobiologische Diagnostik vorgenommen werden (**Abbildung 4**). Weiterhin sind bei stationär eingewiesenen Patienten lungenfunktionelle Untersuchungen notwendig. Insbesondere müssen bei diesen Patienten die arteriellen Blutgase bestimmt werden, um das Ausmaß der Störungen der Atemmechanik und des Gasaustausches zu analysieren. Auch ein erweitertes Laborprogramm unter intensivmedizinischen Aspekten kann notwendig werden. Radiologisch kann insbesondere bei Verdacht auf Komplikationen (z.B. Pleuraempyem) eine umgehende Computertomographie des Thorax sinnvoll sein.

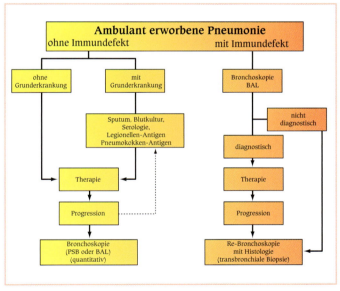

Abbildung 4: Weiterführende Diagnostik bei ambulant erworbener Pneumonie.

Bei kompliziertem Verlauf sowie bei Patienten mit Grunderkrankungen oder Immunstörungen muss eine mikrobiologische Diagnostik erfolgen!

Bei nosokomialen Pneumonien, insbesondere Beatmungspneumonien, sind die umfangreichen klinischen Überwachungsmaßnahmen sowie auch ein breit gefächertes Laborprogramm notwendig. Auch bei diesem Patientengut sollte unbedingt eine mikrobiologische Diagnostik (**siehe Kapitel 2**) erfolgen, um eine gezielte erregerspezifische Therapie vorzunehmen und mögliche Resistenzprobleme frühzeitig zu erkennen.

3.1.5 Differentialdiagnose

Bei allen Formen der Pneumonien müssen folgende Erkrankungen differentialdiagnostisch bedacht werden, die zahlreiche Symptome einer Pneumonie aufweisen können:

→ Lungentuberkulose
→ Lungentumor (insbesondere Alveolarzellkarzinom)
→ Lungeninfarkt
→ fibrosierende Alveolitis
→ Sarkoidose
→ eosinophile Pneumonie
→ Lungeninfiltrate bei Autoimmunerkrankungen
→ Lungenödem (lokalisiert).

4 Antibiotikatherapie

4.1 Kausale antimikrobielle Therapie der bakteriellen Pneumonie

Jede bakterielle Pneumonie stellt eine eindeutige Indikation für eine Antibiotikatherapie dar. Vor Beginn der kalkulierten Initialtherapie sollte Material zur mikrobiologischen Diagnostik gewonnen werden (Sputum, Blutkultur, Urin zur Antigenbestimmung). Ambulant erworbene "typische" Pneumonien können mit Aminopenicillinen – eventuell in Kombination mit einem β-Laktamase-Inhibitor – behandelt werden. Gut wirksam sind auch Makrolid-Antibiotika, Ketolide und orale Cephalosporine, wie in zahlreichen klinischen Studien belegt werden konnte. Die Pneumokokken-wirksamen Fluorchinolone stellen eine weitere Alternative dar. Da β-Laktam-Antibiotika gegen die meisten Erreger der "atypischen Pneumonie" nicht wirksam sind (Mykoplasmen, Chlamydien, Legionellen etc.), sind Tetrazykline (Doxycyclin), Makrolid-Antibiotika oder Fluorchinolone indiziert.

In der **Abbildung 5** werden die Möglichkeiten einer ambulanten oder stationären Therapie der ambulant erworbenen Pneumonie zusammengefaßt. Stets ist zu berücksichtigen, ob bei dem Patienten Grunderkrankungen oder andere "komplizierende" Faktoren vorliegen. So erhöht zum Beispiel eine kardiopulmonale Vorerkrankung aber auch eine vorangegangene erfolglose Antibiotika-Therapie das Risiko für gramnegative Enterobakterien; ähnliches gilt für Bewohner von Altersheimen (siehe Tabellen 5-8).

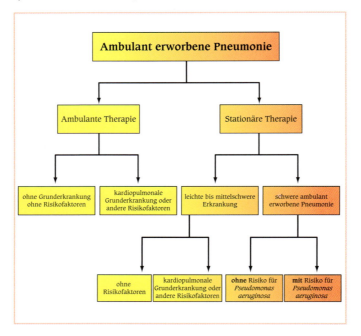

Abbildung 5: Therapie der ambulant erworbenen Pneumonie.

> In der Abbildung werden die Möglichkeiten der ambulanten oder stationären Therapie der ambulant erworbenen Pneumonie zusammengefaßt. Entscheidend für die Einordnung eines Patienten in dieses Schema ist das Vorliegen von Grunderkrankungen oder anderen Risikofaktoren.

Gruppen	Begleitumstände, Grunderkrankungen	Typische Erreger	Empfohlene empirische Therapie
Gruppe A:	keine	*Streptococcus pneumoniae* *Mycoplasma pneumoniae* *Chlamydia pneumoniae* (als alleiniger Erreger oder Mischinfektion) *Haemophilus influenzae* Legionellen Viren und andere Erreger (selten)	Makrolid (Clarithromycin, Azithromycin) oder Doxycyclin (cave: Resistenzen!)*
Gruppe B:	kardiopulmonale Grunderkrankungen oder andere komplizierende Faktoren (siehe Tabelle 8)	*Streptococcus pneumoniae* (auch resistente Stämme) *Mycoplasma pneumoniae* *Chlamydia pneumoniae* *Haemophilus influenzae* gramnegative Enterobakterien Viren und zahlreiche andere Erreger (selten)	a) Oralcephalosporin (z.B. Cefuroxim, Cefpodoxim) b) Amoxicillin (hoch-dosiert; 3 x 1,0 g/d) c) Amoxicillin/Clavulansäure d) initial: Ceftriaxon i.v.; *anschließend:* Cefpodoxim p.o. eine dieser vier Alternativen ***plus*** Makrolid** oder Doxycyclin **oder** Fluorchinolon (Gr. III oder IV)*** (Monotherapie)

* viele Stämme von *Streptococcus pneumoniae* sind resistent gegen Doxycyclin und andere Tetrazykline; die Behandlung mit Doxycyclin wird daher nur bei Makrolid-allergischen Patienten oder bei schlechter Verträglichkeit der Makrolide empfohlen.
** Erythromycin ist nicht ausreichend gegen *Haemophilus influenzae* wirksam; in Kombination mit Amoxicillin sollen daher Clarithromycin bzw. Azithromycin oder Doxycyclin angewandt werden.
*** Pneumokokken-wirksame Fluorchinolone sind Levofloxacin (Gr. III) oder Moxifloxacin und Gatifloxacin (in Deutschland nicht mehr im Handel) (Gr. IV).

Tabelle 5: Behandlung von Patienten mit ambulant erworbener Pneumonie: Ambulante Therapie (Oral- oder Sequentialtherapie) *(modifiziert nach ATS/IDSA 2005)*.

Gruppen	Begleitumstände, Grunderkrankungen	Typische Erreger	Empfohlene empirische Therapie
Gruppe A:	keine	*Streptococcus pneumoniae* *Haemophilus influenzae* *Mycoplasma pneumoniae* *Chlamydia pneumoniae* Legionellen Viren und zahlreiche andere Erreger (selten)	β-Laktam-Antibiotikum (z.B. Cefuroxim i.v. oder ähnliches Cephalosporin) **plus** Azithromycin bzw. Clarithromycin (i.v. oder p.o.)* oder Fluorchinolon (Gr. III oder IV)** (Monotherapie)
Gruppe B:	kardiopulmonale Grunderkankungen oder andere komplizierende Faktoren (siehe Tabelle 8)	*Streptococcus pneumoniae* (auch resistente Stämme) *Haemophilus influenzae* *Mycoplasma pneumoniae* *Chlamydia pneumoniae* gramnegative Enterobakterien Legionellen Viren und zahlreiche andere Erreger (selten)	a) Ertapenem (i.v.) b) Cefotaxim (i.v.), Ceftriaxon (i.v.) oder ähnliches Cephalosporin c) Ampicillin/Sulbactam (i.v.) oder Amoxicillin/Clavulansäure eine dieser drei Alternativen **plus** Azithromycin bzw. Clarithromycin (i.v. oder p.o.)* oder Fluorchinolon (Gr. III oder IV)** (Monotherapie)

* bei Makrolid-allergischen Patienten kann alternativ Doxycyclin gegeben werden.
** Pneumokokken-wirksame Fluorchinolone sind Levofloxacin (Gr. III) oder Moxifloxacin und Gatifloxacin (in Deutschland nicht mehr im Handel) (Gr. IV).

Tabelle 6: Behandlung von Patienten mit ambulant erworbener Pneumonie: Stationäre Therapie (nicht auf Intensivstation) *(modifiziert nach ATS/IDSA 2005)*.

Gruppen	Typische Erreger	Empfohlene empirische Therapie
A: OHNE Risiko für *Pseudomonas aeruginosa*	*Streptococcus pneumoniae* (inkl. resistente Stämme) Legionellen	β-Laktam-Antibiotikum i.v. (z.B. Cefotaxim, Ceftriaxon) **oder** Ertapenem ***plus*** Azithromycin (i.v.)* **oder** Fluorchinolon (Levofloxacin, Moxifloxacin) (Monotherapie)
B: MIT Risiko für *Pseudomonas aeruginosa* (Kombinationstherapie)	*Haemophilus influenzae* gramnegative Enterobakterien *Staphylococcus aureus* *Mycoplasma pneumoniae* alle unter A: genannten Erreger *plus* *Pseudomonas aeruginosa*	**a)** β-Laktam-Antibiotikum mit *Pseudomonas*-Aktivität (i.v.) Cefepim oder Imipenem oder Meropenem oder Piperacillin/Tazobactam ***plus*** Ciprofloxacin (i.v.) **b)** β-Laktam-Antibiotikum mit *Pseudomonas*-Aktivität Cefepim oder Imipenem oder Meropenem oder Piperacillin/Tazobactam ***plus*** Aminoglykosid (i.v.) ***plus*** entweder Azithromycin (i.v.) oder Fluorchinolon (ohne *Pseudomonas*-Aktivität)

Tabelle 7: Behandlung von Patienten mit ambulant erworbener Pneumonie: Therapie auf Intensivstation *(modifiziert nach ATS/IDSA 2005)*.

1. Multiresistente Pneumokokken

    → Alter > 65 Jahre
    → Therapie mit β-Laktam-Antibiotika innerhalb der letzten 3 Monate
    → Alkoholismus
    → Immunsuppression (inkl. der Therapie mit Kortikosteroiden)
    → zahlreiche andere Grunderkrankungen
    → Kontakt zu einem Kind in einer Kindertagesstätte

2. Gramnegative Enterobakterien

    → Aufenthalt in einem Altersheim
    → bestehende kardiopulmonale Erkrankung
    → zahlreiche andere Grunderkrankungen
    → kürzlich durchgeführte Antibiotika-Therapie

3. *Pseudomonas aeruginosa*

    → strukturelle Lungenerkrankungen (Bronchiektasien)
    → Glukokortikoid-Therapie (> 10 mg Prednison pro Tag)
    → Antibiotikum mit breitem Spektrum für > 7 Tage innerhalb des letzten Monats
    → Unterernährung

Tabelle 8: Modifizierende Faktoren, die das Risiko von Infektionen mit den genannten Krankheitserregern erhöhen.

Bei Pneumonien nach antibiotischer Vorbehandlung, bei Risikopatienten oder bei nosokomial erworbenen Pneumonien ist entweder eine parenterale Kombinationstherapie aus β-Laktam-Antibiotika und Aminoglykosiden indiziert oder es kommt eine Monotherapie mit β-Laktamase-festen Cephalosporinen (z.B. Ceftriaxon, Cefotaxim) oder einem Carbapenem (z.B. Ertapenem) in Betracht **(siehe Tabellen 9 bis 10)**.

Krankheitserreger	Antibiotikatherapie
Streptococcus pneumoniae*	Ceftriaxon
Haemophilus influenzae	oder
Methicillin-empfindliche *Staphylococcus aureus*	Levofloxacin, Moxifloxacin oder Ciprofloxacin
Antibiotika-empfindliche gramnegative Erreger	oder
➔ *Escherichia coli*	Ampicillin/Sulbactam
➔ *Klebsiella pneumoniae*	oder
➔ *Enterobacter* species	Ertapenem
➔ *Proteus* species	
➔ *Serratia marcescens*	

* Die Häufigkeit von Penicillin-resistenten bzw. multiresistenten *Streptococcus pneumonia*-Stämmen nimmt zu: Levofloxacin oder Moxifloxacin sind besser geeignet als Ciprofloxacin.

Tabelle 9: Initiale empirische Antibiotikatherapie der nosokomialen Pneumonie und beatmungsassoziierten Pneumonie bei Patienten ohne bekanntes Risiko für multiresistente Infektionserreger, mit frühem Krankheitsbeginn.

Krankheitserreger	Antibiotikatherapie*
in Tabelle 9 aufgeführte Krankheitserreger und multiresistente Erreger	Cephalosporine mit *Pseudomonas*-Wirksamkeit (Cefepim, Ceftazidim)
↑ *Pseudomonas aeruginosa*	oder
↑ *Klebsiella pneumoniae* (ESBL+)*	Carbapeneme mit *Pseudomonas*-Wirksamkeit (Imipenem oder Meropenem)
↑ *Acinetobacter species**	oder
	β-Laktam-Antibiotikum plus β-Laktamase-Inhibitor (z.B. Piperacillin-Tazobactam)
	plus Fluorchinolone* mit *Pseudomonas*-Wirksamkeit (Ciprofloxacin oder Levofloxacin)
	oder
	Aminoglykoside (Amikacin, Gentamicin oder Tobramycin)
Methicillin-resistente Staphylococcus aureus (MRSA) *Legionella pneumophila***	*plus* Linezolid oder Vancomycin***

* Wenn ein ESBL-positiver Stamm, wie *Klebsiella pneumoniae* oder eine *Acinetobacter*-Spezies vermutet wird, stellt ein Carbapenem eine zuverlässige Auswahl dar.
** Bei Verdacht auf *Legionella pneumophila* sollte die Kombination ein Makrolid (z.B. Azithromycin) enthalten oder es sollte ein Fluorchinolon (Ciprofloxacin, Levofloxacin) anstelle eines Aminoglykosids gegeben werden.
*** Wenn MRSA-Risikofaktoren bekannt sind oder ein hohes Vorkommen besteht.

Tabelle 10: Initiale empirische Therapie der nosokomialen Pneumonie, Beatmungs-assoziierten Pneumonie und der so genannten „*health care-associated pneumoniae*" (HCAP) bei Patienten mit *Late-onset disease* oder mit Risikofaktoren für multiresistente Krankheitserreger.

Im folgenden sollen zunächst einige grundlegende Aspekte der antimikrobiellen Therapie, sowie eine Kurzbeschreibung der wichtigsten zur Therapie der Pneumonie angewandten Antibiotika erfolgen.

4.2 Pharmakologie der relevanten antimikrobiellen Substanzen

4.2.1 Antibakterielle Aktivität von Antibiotika

Die antibakterielle Aktivität eines Antibiotikums läßt sich *in vitro* als minimale Hemmkonzentration (MHK) bestimmen. Wenn aus den *in vitro* gewonnenen Daten eine mögliche Wirksamkeit beim Patienten abgeschätzt werden soll, ist zu beachten, dass im menschlichen Organismus zahlreiche aktivierende und inaktivierende Einflüsse zum Tragen kommen, die im Einzelnen aber nach wie vor nur andeutungsweise verstanden werden.

Bei der antibakteriellen Wirkung kann unterschieden werden, ob es zu einer Keimabtötung *(Bakterizidie)* oder nur zu einer Hemmung der Vermehrung *(Bakteriostase)* kommt. Bei lebensbedrohlichen Infektionen, sowie bei Patienten mit fehlender oder gestörter körpereigener Abwehr werden bakterizid wirksame Substanzen bevorzugt angewandt. Bakterizid unter therapeutischen Bedingungen wirken z.B. β-Laktam-Antibiotika, Aminoglykoside, Chinolone und Glykopeptide. Dagegen wirken zum Beispiel Tetrazykline oder Makrolide primär bakteriostatisch.

Obwohl es zunächst plausibel erscheint, Antibiotika einzusetzen, die „Bakterien" abtöten, also „bakterizid" wirken können, zeigt die klinische Erfahrung, dass diese Einteilung nach definierten *in vitro*-Kriterien nicht mit der klinischen Realität korrelieren muss. Unter *in vivo*-Bedingungen kann es durchaus sein, dass ein als „bakterizid" angesehenes Antibiotikum nicht zum Absterben einer Bakterienpopulation innerhalb von 24 Stunden führt, wenn zum Beispiel das Inokulum sehr groß ist. Andererseits töten „bakteriostatische" Antibiotika häufig im Anschluss an die ersten 24 Stunden der Inkubation, die für die *in vitro*-Einteilung relevant sind, durchaus die Mehrheit einer Bakterienpopulation. Die so häufig überstrapazierte Einteilung ist neben der Testdauer von zahlreichen weiteren Versuchsbedingungen, wie Wachstumsgeschwindigkeit oder Bakteriendichte abhängig und läßt sich nicht ohne weiteres auf die therapeutische Situation übertragen.

Neben der Frage, wie rasch und vollständig ein Antibiotikum zum Absterben einer Erregerpopulation führt, sind die sonstigen pharmakodynamischen und pharmakokinetischen Eigenschaften bedeutsam, wenn ein Therapieresultat abgeschätzt werden soll. Der zeitliche Verlauf der antibakteriellen Wirkung von Antibiotika – im Sinne einer integrierten pharmakodynamisch-pharmakokinetischen Betrachtung – steht zum Beispiel seit einigen Jahren im Mittelpunkt des wissenschaftlichen Interesses. Bekannte Beispiele für Substanzen mit unterschiedlicher Art einer bakteriziden Wirkung sind die Aminoglykoside ("konzentrationsabhängige Bakterizidie") und die β-Laktam-Antibiotika ("nicht-konzentrationsabhängige" oder „zeitabhängige Bakterizidie"). Eine endgültige Beantwortung der Frage nach der therapeutischen Wirksamkeit von Antibiotika kann selbstverständlich nur aus klinischen Studien abgeleitet werden

4.2.2 β-Laktam-Antibiotika

Bei den β-Laktam-Antibiotika werden vier Wirkstoffklassen unterschieden: Penicilline, Cephalosporine, Carbapeneme und Monobactame. Darüber hinaus werden „β-Laktamase-Inhibitoren" (Clavulansäure, Sulbactam, Tazobactam) therapeutisch eingesetzt, die in Kombination mit den β-Laktamase-labilen Penicillinen gegeben werden.

4.2.2.1 Antibakterielle Wirkung der β-Laktam-Antibiotika

β-Laktam-Antibiotika beeinflussen den Aufbau der bakteriellen Zellwand. Sie hemmen die Peptidoglykansynthese durch irreversible Inhibition von Enzymen (z.B. der „Transpeptidase"), die am Aufbau der Zellwand beteiligt sind. Daraus resultieren Defekte in der Zellwand, die zum Untergang der Bakterienzelle führen. Die antibakterielle Aktivität und das Wirkungsspektrum jedes β-Laktam-Antibiotikums werden vor allem durch drei Eigenschaften beeinflußt, durch die die Unterschiede im Wirkspektrum und auch verschiedene Formen der Resistenzentwicklung erklärt werden können. Einen Überblick über den Aufbau der bakteriellen Zelle gibt die **Abbildung 6**.

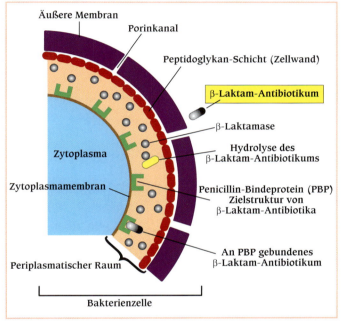

Abbildung 6: Aufbau einer bakteriellen Zelle.

> β-Laktam-Antibiotika hemmen die Enzyme der Zellwandsynthese (PBPs). Die Aktivität eines β–Laktam-Antibiotikums wird durch die Affinität zu den PBPs, sowie durch die Penetrationseigenschaften (Porine in der äußeren Membran!) und die β–Laktamase-Stabilität beeinflußt.

4.2.2.1.1 Affinität zu Penicillin-bindenden Proteinen (PBP)

Die bakteriellen Enzyme der Zellwandsynthese werden auch als **P**enicillin-**b**indende **P**roteine **(PBP)** bezeichnet. Wenn strukturell veränderte PBP vorhanden sind, besteht oftmals eine reduzierte Empfindlichkeit der Erreger. Dies ist zum Beispiel die Ursache für die Methicillin (Oxacillin-) Resistenz bei Staphylokokken: entsprechende Stämme weisen ein mecA-Gen auf, das für das Penicillin-bindende Protein PBP2a kodiert, welches eine geringere Affinität zu β-Laktam-Antibiotika aufweist.

4.2.2.1.2 Penetrationseigenschaften

Um zu den Enzymen der Zellwandsynthese zu gelangen, müssen die β-Laktam-Antibiotika die bakterielle Zellwand und den periplasmatischen Raum überwinden. Hinsichtlich der Penetrationseigenschaften durch diese Barrieren bestehen wesentliche Unterschiede zwischen den einzelnen β-Laktam-Antibiotika. Penicillin G durchdringt zum Beispiel das Mureingerüst, wird aber von der äußeren Membran gramnegativer Bakterien am Eindringen in die Zelle gehindert. Die Durchlässigkeit der Zellwand vieler gramnegativer Bakterien für β-Laktam-Antibiotika wird von der Zahl und der Funktion bestimmter Porin-Proteine in der äußeren Membran, beeinflußt. Bei *Pseudomonas aeruginosa* und einigen anderen Erregern sind resistente Stämme mit stark reduzierter Zellwandpermeabilität bekannt.

4.2.2.1.3 β-Laktamase-Stabilität

Der häufigste Mechanismus einer Resistenz gegen β-Laktam-Antibiotika ist die Produktion von β-Laktamasen. Unterschiede bestehen hinsichtlich der Menge und Lokalisation der β-Laktamasen zwischen grampositiven und gramnegativen Bakterien: *Staphylococcus aureus* gibt zum Beispiel Penicillinase nach außen ins umgebende Milieu ab; bei gramnegativen Bakterien befinden sich dagegen die β-Laktamasen im periplasmatischen Raum, also zwischen Zellwand und Zytoplasmamembran.

4.2.2.1.4 Zeitabhängige Bakterizidie

Der Bereich der Konzentrationen zwischen der minimal wirksamen und maximal wirksamen Konzentration ist bei den β-Laktam-Antibiotika relativ gering; eine Erhöhung der Konzentrationen über die Schwelle der maximalen Wirkung verbessert die antibakterielle Aktivität nicht mehr im Sinne einer rascheren Abtötung der Erreger. In verschiedenen Infektionsmodellen konnte tierexperimentell gezeigt werden, dass die antibakterielle Wirkung der β-Laktam-Antibiotika in hohem Maße davon abhängig ist, für welche Zeitdauer die Spiegel oberhalb der minimalen Hemmkonzentration des Erregers liegen. Im direkten Vergleich war das Therapieergebnis bei Dauerinfusion eines β-Laktam-Antibiotikums günstiger als bei mehrmals täglicher Verabreichung einzelner Injektionen. Als Richtgröße ist empfohlen worden, den Anteil des freien, nicht-proteingebundenen Antibiotikums am Ort der Infektion etwa vierfach oberhalb der Hemmkonzentration des Erregers für mindestens 40–50 % des Dosierungsintervalls zu halten.

4.2.2.2 Unerwünschte Wirkungen der β-Laktam-Antibiotika

Die verfügbaren β-Laktam-Antibiotika sind generell gut verträglich. Gastrointestinale Reaktionen wie Übelkeit, Erbrechen, weicher Stuhl und Durchfälle können nach allen β-Laktam-Antibiotika auftreten. Die so genannte „Antibiotika-assoziierte Kolitis" wird durch Toxin-bildende Stämme von *Clostridium difficile* hervorgerufen. Es handelt sich dabei um eine seltene, aber schwerwiegende Komplikation der Antibiotika-Therapie.

Allergien kommen etwa bei 1–10 % der mit β-Laktam-Antibiotika behandelten Patienten vor; sie treten häufiger nach Penicillinen als nach anderen β-Laktam-Antibiotika auf. Die schwerste Form der allergischen Reaktion, die Anaphylaxie, wird bei 0,05 % der Patienten beobachtet. Bei echter Penicillinallergie ist der Patient gegen alle Penicillinderivate parallel allergisch; aber nur in etwa 5 % der Fälle auch gegen Cephalosporine. Bei sehr hoher Gesamtdosis von β-Laktam-Antibiotika werden Blutbildveränderungen, wie Neutropenien und in seltenen Fällen auch Thrombozytopenien beobachtet.

β-Laktam-Antibiotika besitzen ein gewisses neurotoxisches Potential; bei Patienten mit Meningitis oder Epilepsie besteht ein erhöhtes Risiko. Diverse zentralnervöse Nebenwirkungen, wie Schwindel, Somnolenz, Verwirrheitszustände, psychische Störungen und Krämpfe sind zum Beispiel bei der Behandlung mit Imipenem/Cilastatin beobachtet worden. Das Risiko ist erhöht bei hoher Dosierung, eingeschränkter Nierenfunktion und Vorschädigung des ZNS.

4.2.2.3 Penicilline und β-Laktamase-Inhibitoren
4.2.2.3.1 Antibakterielles Spektrum

Das Spektrum von **Penicillin G** (Benzylpenicillin) ist relativ schmal, weshalb die Substanz bei einer Infektion mit unbekanntem Erreger nicht zur Anwendung kommt. Auch andere Penicilline, wie Depotpenicilline oder das oral zu verabreichende Pencillin V spielen aus pharmakokinetischen Gründen und wegen ihrer unzureichenden antibakteriellen Aktivität gegen die häufigsten Erreger bei der Therapie der Pneumonie keine Rolle. **Isoxazolylpenicilline,** wie Oxacillin oder Flucloxacillin kommen aufgrund ihrer begrenzten antibakteriellen Aktivität nur bei Infektionen durch empfindliche Stämme von *Staphylococcus aureus* oder Koagulase-negative Staphylokokken in Frage. Die beiden genannten Penicilline aus dieser Gruppe stehen zur parenteralen Therapie zur Verfügung, Flucloxacillin kann auch oral angewandt werden.

Die **Aminopenicilline** Ampicillin und Amoxicillin besitzen ein ähnliches Spektrum wie Penicillin G und zusätzlich eine therapeutisch relevante Wirksamkeit bei Enterokokken und Listerien. Zu beachten ist dabei die unterschiedlich häufige Resistenz von *Enterococcus faecalis* (< 1 %) und *Enterococcus faecium* (> 50 %). Da beide Penicilline nicht β-Laktamase-stabil sind, können sie bei β-Laktamase-produzierenden Erregern, wie Staphylokokken, *Haemophilus influenzae* oder *Enterobacteriaceae* nur in Kombination mit einem β-Laktamase-Inhibitor, wie Clavulansäure oder Sulbactam, angewandt werden.

Das breiteste Spektrum unter den Penicillinen besitzen die beiden Acylaminopenicilline **Mezlocillin** und **Piperacillin**. Acylaminopenicilline sind gegen grampositive Kokken ähnlich aktiv wie Ampicillin, gegen gramnegative Stäbchenbakterien weisen sie jedoch eine deutlich höhere Aktivität auf. Gegen Enterokokken ist Mezlocillin etwas wirksamer, Piperacillin besitzt eine höhere Aktivität gegen *Pseudomonas aeruginosa.* Da sie nicht Penicillinase-fest sind, werden sie oft mit einem β-Laktamase-Inhibitor, z.B. **Sulbactam** oder **Tazobactam** in Kombination angewandt. Durch diese Kombinationen werden die Mehrzahl der β-Laktamase-produzierenden Erreger erfaßt. Piperacillin ist als fixes Kombinationspräparat mit Tazobactam im Handel, Sulbactam kann mit Mezlocillin oder Piperacillin frei kombiniert werden.

4.2.2.3.2 Pharmakokinetische Eigenschaften

Zur Therapie der Pneumonie werden Penicilline im allgemeinen intravenös verabreicht, je nach Schweregrad und anderen Kriterien ist mit einigen Substanzen jedoch auch eine orale Therapie möglich. Amoxicillin wird zum Beispiel nach oraler Gabe fast vollständig resorbiert, dies gilt auch in Kombination mit Clavulansäure. Die Resorption von Ampicillin ist deutlich schlechter, Ampicillin sollte daher nicht zur oralen Gabe verordnet werden. Eine bessere Resorption kann durch Veresterung des Ampicillins erreicht werden. Ein derartiger „Einschleusester" liegt bei Sultamicillin vor. Die Verbindung stellt einen Ester aus Ampicillin und Sulbactam dar. Neben der verbesserten Resorption, wird durch den β-Laktamase-Inhibitor eine Erweiterung des Spektrums erreicht.

Das Verteilungsvolumen der Penicilline entspricht etwa dem Extrazellularraum. Da keine ausreichenden intrazellulären Konzentrationen erreicht werden, können Penicilline *nicht* zur Behandlung von Infektionen durch intrazellulär lokalisierte Erreger (z.B. Legionellen) angewandt werden. Im Vergleich zu den anderen Penicillinen zeigen Isoxazolylpenicilline eine hohe Plasmaeiweißbindung von > 90 % und eine geringe Gewebegängigkeit. Penicilline werden im menschlichen Körper kaum metabolisiert, sondern überwiegend unverändert über die Niere ausgeschieden. Die Eliminationshalbwertzeiten der Penicilline liegen bei etwa 1 Stunde. Bei eingeschränkter Nierenfunktion muss die Dosierung reduziert werden.

4.2.2.3.3 Indikationen, ausgewählte klinische Studien

Orale Therapie:

Amoxicillin kann zur oralen Behandlung bei Pneumonien durch *Streptococcus pneumoniae* angewandt werden, es ist aufgrund der höheren Plasma- und Gewebespiegel dem Penicillin V vorzuziehen. Wegen der zunehmend häufigen Isolierung von β-Laktamase-produzierenden Bakterien (z.B. bei *Haemophilus influenzae)* als Infektionserreger, stellt die Kombination mit einem β-Laktamase-Inhibitor (Clavulansäure oder Sulbactam) eine sinnvolle Ergänzung der Aminopenicilline dar. Ein Vorteil dieser Kombinationspräparate ist das um *Moraxella, Klebsiella, Staphylococcus aureus* und Anaerobier erweiterte Spektrum.

Parenterale Therapie:

Aufgrund des breiten Spektrums ist Piperacillin unter den Penicillinen – vor allem in Kombination mit Tazobactam – am ehesten zur Behandlung lebensbedrohlicher Infektionen durch unbekannte Erreger geeignet. In zahlreichen klinischen Studien konnte die therapeutische Effektivität des Antibiotikums belegt werden. Wirksamkeit und Verträglichkeit von Piperacillin/Tazobactam wurden zum Beispiel im Vergleich zu Coamoxiclav plus Gentamicin oder Netilmicin bei Patienten mit schwerer Pneumonie untersucht *(Speich et al. 1998)*. Die Behandlung war nach klinischen Kriterien bei 90 % bzw. 84 % der Patienten erfolgreich, ein Patient verstarb in der Piperacillin/Tazobactam-Gruppe im Vergleich zu 6 Patienten in der Gruppe mit der Kombinationstherapie. Der Unterschied war nach statistischen Kriterien nicht signifikant *(p = 0,058)*.

In einer weiteren Studie konnte die zumindest gleich gute Wirksamkeit und Verträglichkeit von Piperacillin/Tazobactam im Vergleich zu Imipenem/Cilastatin bei Patienten mit nosokomialer Pneumonie oder Peritonitis gezeigt werden *(Jaccard et al. 1998)*.

4.2.2.4 Cephalosporine

4.2.2.4.1 Antibakterielles Spektrum

Die Cephalosporine sind im Vergleich zu den Penicillinen in unterschiedlichem Ausmaß β-Laktamase-stabil, dabei bestehen wesentliche Unterschiede zwischen den einzelnen Derivaten vor allem hinsichtlich der Stabilität gegenüber β-Laktamasen aus gramnegativen Bakterien. Gegen Enterokokken sind sämtliche Cephalosporine unwirksam („Enterokokkenlücke"). Sowohl die Oral- als auch die Parenteral-Cephalosporine können unter Berücksichtigung ihres Wirkungsspektrums in Gruppen eingeteilt werden.

4.2.2.4.2 Parenteral-Cephalosporine

Gruppe 1. Cefazolin besitzt eine gute Wirksamkeit gegenüber grampositiven Bakterien (z. B. Staphylokokken und Streptokokken), sowie gegen Meningokokken und Gonokokken. Auch Penicillinase-bildende Staphylokokken-Stämme werden erfaßt, gegen gramnegative Erreger, wie *Escherichia coli,* Klebsiellen und *Proteus mirabilis* ist die Aktivität aber schwach. Die meisten sonstigen Enterobakterien, *Pseudomonas aeruginosa,*

Bacteroides fragilis und Enterokokken sind resistent. Cefazolin kann zur Behandlung von Infektionen durch Penicillinase-bildende Staphylokokken eingesetzt werden, bei Methicillin-(Oxacillin-)-Resistenz ist es allerdings unwirksam.

Gruppe 2. Die Cephalosporine dieser Gruppe, **Cefuroxim** und **Cefotiam**, weisen im Vergleich zu Cefazolin eine deutlich bessere Aktivität gegenüber gramnegativen Erregern auf. Beide Antibiotika besitzen eine gute Wirksamkeit gegen zahlreiche gramnegative Bakterien. *Proteus vulgaris* ist meist, *Pseudomonas* und Enterokokken sind stets resistent. Die Wirkungssteigerung kommt vor allem durch die Stabilität dieser Antibiotika gegenüber den β-Laktamasen aus gramnegativen Erregern zustande.

Gruppen 3 und 4. Alle Derivate dieser Gruppen (**Cefotaxim, Ceftriaxon, Ceftazidim** und **Cefepim**) verfügen über eine hohe Stabilität gegenüber β-Laktamasen aus gramnegativen Erregern. Cefotaxim ist das am längsten bekannte Antibiotikum der Gruppe 3. **Ceftazidim** und **Cefepim** sind die beiden Cephalosporine mit der höchsten Aktivität gegen *Pseudomonas aeruginosa,* die beiden unterscheiden sich jedoch durch ihre Staphylokokken-Aktivität. Während Ceftazidim nur eine schwache Wirkung gegen diese grampositiven Erreger besitzt, ist Cefepim deutlich aktiver, damit weist Cefepim das derzeit breiteste Spektrum der Cephalosporine auf. Um die Unterschiede im antibakteriellen Spektrum deutlich zu machen, ist vorgeschlagen worden, die beiden *Pseudo-*

monas-wirksamen Cephalosporine als Gruppe 3b von den anderen abzugrenzen oder das am breitesten wirksame Cefepim in eine Gruppe 4 einzuordnen.

Eine eindeutige, international akzeptierte Einteilung der Cephalosporine zu Gruppen oder „Generationen", die generell gültig wäre, liegt nicht vor. Cefoxitin besitzt ein ähnliches Spektrum wie Cefuroxim und Cefotiam (Gruppe 2), zeigt aber eine höhere Aktivität gegen Anaerobier, es wird nach einer Einteilung der PEG in eine eigene Gruppe 5 eingeordnet. Zahlreiche Parenteral-Cephalosporine, wie zum Beispiel Cefamandol, Cefoperazon, Cefsulodin oder Cefmenoxim wurden von den Herstellern aus unterschiedlichen Gründen vom Markt genommen und stehen heute nicht mehr zur Therapie zur Verfügung.

4.2.2.4.2.1 Pharmakokinetische Eigenschaften

Die Unterschiede im pharmakokinetischen Verhalten der einzelnen Parenteral-Cephalosporine sind gering. Ihr Verteilungsvolumen ist begrenzt, sie verteilen sich ebenso wie andere β-Laktam-Antibiotika praktisch nur im Extrazellulärraum. Die Liquorkonzentrationen sind niedrig, mit Ceftriaxon lassen sich jedoch relativ hohe Konzentrationen erreichen. Fast alle Cephalosporine werden überwiegend über die Nieren eliminiert. Ceftriaxon wird zu etwa 40 % und damit in höherem Maße als andere Cephalosporine biliär ausgeschieden. Die Eliminationshalbwertzeiten der parenteralen Cephalosporine liegen bei etwa 1–2 Stunden. Eine Ausnahme stellt Ceftriaxon mit einer Eliminationshalbwertzeit von etwa 8 Stunden dar, wodurch die einmal tägliche Verabreichung möglich wird.

4.2.2.4.2.2 Indikationen

Die Parenteral-Cephalosporine werden häufig zur Therapie der Pneumonie angewandt. Zahlreiche klinische Studien wurden mit diesen Antibiotika durchgeführt. So wurden zum Beispiel die Wirksamkeit und Verträglichkeit von Cefepim mit den älteren Cephalosporinen Ceftazidim oder Cefotaxim in mehreren Vergleichsstudien bei Patienten mit ambulant oder nosokomial erworbener Pneumonie untersucht. Die klinischen Gesamtheilungsraten zeigten keine signifikanten Unterschiede zwischen den Präparaten: sie lagen bei den mit Cefepim behandelten Patienten zwischen 62 und 90 % und bei den mit Ceftazidim behandelten Patienten zwischen 64 % und 94 %. Auch die Ergebnisse der mikrobiologischen Diagnostik waren nicht unterschiedlich *(Barradell und Bryson 1994).*

4.2.2.4.3 Oral-Cephalosporine

Die älteren Oral-Cephalosporine (Gruppe 1, z.B. Cefalexin) besitzen eine relativ geringe Aktivität gegen grampositive und gramnegative Bakterien; sie werden durch Staphylokokken-Penicillinase nicht zerstört, sind jedoch labil gegenüber den β-Laktamasen aus gramnegativen Bakterien. Sie wirken gegen *Streptococcus pneumoniae* und sind mit Ausnahme einiger älterer Derivate (Cefalexin, Cefadroxil) auch gegen *Haemophilus influenzae* wirksam. Die Ester-Cephalosporine Cefuroxim-Axetil (Gruppe 2) und Cefpodoxim-Proxetil sowie Cefixim und Ceftibuten sind in unterschiedlichem Ausmaß stabil gegenüber den β-Laktamasen aus gramnegativen Bakterien und besitzen eine deutlich höhere Aktivität als die älteren Derivate gegen diese Erreger. Zu beachten ist, dass einige Oral-Cephalosporine der Gruppe 3 (z.B. Cefixim, Ceftibuten) nicht ausreichend gegen *Staphylococcus aureus* wirksam sind.

Loracarbef ist ein sogenanntes Carbacephem-Derivat. Es ist eng mit Cefaclor verwandt, besitzt aber eine bessere Stabilität in wäßrigen Medien.

4.2.2.4.3.1 Pharmakokinetische Eigenschaften

Die meisten Oral-Cephalosporine werden überwiegend renal eliminiert. Die Halbwertzeiten der Oral-Cephalosporine liegen zwischen weniger als 1 Stunde (Cefaclor) und 4 Stunden (Cefixim). Bei einigen Parenteral-Cephalosporinen wurde durch Esterbildung die Bioverfügbarkeit so weit verbessert, dass sie oral anwendbar wurden. Bei der Resorption aus dem Gastrointestinaltrakt werden die Ester gespalten. Die Plasmakonzentrationen sind geringer als nach parenteraler Gabe, deshalb können diese Cephalosporine nicht ohne weiteres bei den gleichen Indikationen angewandt werden, wie bei intravenöser Gabe.

4.2.2.4.3.2 Indikationen

Die Oral-Cephalosporine stellen bei der Pneumonie-Therapie nicht Mittel der ersten Wahl dar, weil ihre antibakterielle Aktivität gegen Pneumokokken im Vergleich zum Amoxicillin geringer ist. Bei den Substanzen der Gruppe 1 (z.B. Cefalexin) besteht zudem keine ausreichende Aktivität gegen *Haemophilus influenzae,* die neueren Oral-Cephalosporine der Gruppe 3 (z.B. Cefixim) sind nicht ausreichend gegen Staphylokokken wirksam. Als geeignet zur oralen empirischen Therapie einer ambulant erworbenen Pneumonie kann in erster Linie Cefuroxim-Axetil angesehen werden.

4.2.2.5 Carbapeneme

Die drei verfügbaren Carbapeneme, Imipenem, Meropenem und Ertapenem, besitzen eine den Penicillinen ähnliche Grundstruktur. Die aus *Streptomyces cattleya* isolierte Vorläufersubstanz, **Thienamycin,** besitzt im Organismus keine ausreichende Stabilität und kann daher als Arzneimittel nicht angewandt werden.

4.2.2.5.1 Antibakterielles Spektrum

Carbapeneme sind sehr stabil gegenüber fast allen β-Laktamasen und besitzen ein sehr breites Wirkungsspektrum. Zum Spektrum zählen fast alle relevanten grampositiven Bakterien (einschließlich der Penicillinase-bildenden Staphylokokken), gramnegative Bakterien (einschließlich *Pseudomonas* bei Imipenem und

Meropenem) sowie therapeutisch relevante Anaerobier. Die inhibitorischen Konzentrationen sind in der Regel niedriger, als die der Penicilline oder Cephalosporine. Eine abnehmende Empfindlichkeit von *Pseudomonas* während der Therapie ist nicht selten; eine Selektion von resistenten *Stenotrophomonas maltophilia*-Stämmen wird bei einer Therapie mit Carbapenemen beobachtet.

Während die Aktivität von Meropenem im gramnegativen Bereich etwas stärker ist als die von Imipenem, wirkt Imipenem gegen grampositive Bakterien etwas stärker als Meropenem. Im direkten Vergleich mit Imipenem erwies sich auch Ertapenem als wirksamer gegen einige gramnegative Bakterienarten, war aber etwas schwächer wirksam gegen Streptokokken, Staphylokokken, Anaerobier und *Pseudomonas aeruginosa.* Die minimalen Hemmkonzentrationen lagen jedoch höchstens bei 0,5 mg/l. In einer Untersuchung in Frankreich wurden mehr als 300 Pneumokokken-Stämme hinsichtlich ihrer Empfindlichkeit gegenüber einer Reihe von Antibiotika untersucht. Gegenüber Penicillin erwiesen sich 16 % der Stämme als resistent, 27 % wurden als intermediär eingestuft; bei einem MHK_{90}-Wert von 1,0 bestand jedoch keine Resistenz gegen Amoxicillin. Gegen Erythromycin war allerdings fast jeder 2. Stamm resistent. Die MHK_{90}-Werte der untersuchten β-Laktam-Antibiotika Imipenem, Ertapenem und Ceftriaxon lagen zwischen 0,125 und 0,5 mg/l, diese Substanzen waren damit gegenüber allen untersuchten Stämmen *in vitro* wirksam. Bei einem MHK_{90}-

Wert von 4 mg/l waren interessanterweise etwa ein Drittel der Stämme gegenüber Cefuroxim resistent *(Decousser et al. 2005)*.

4.2.2.5.2 Pharmakokinetische Eigenschaften

Die Carbapeneme stehen nur zur parenteralen Therapie zur Verfügung. Imipenem wird im Säugetierorganismus durch das Enzym Dehydropeptidase I in proximalen Tubuluszellen der Niere rasch gespalten und inaktiviert. Nach Blockade dieses Enzyms durch Cilastatin erreicht Imipenem die therapeutisch notwendige Verweildauer im Plasma. **Imipenem** wird nur in Kombination mit dem Enzyminhibitor Cilastatin angeboten. Nach intravenöser Infusion von 1,0 g Imipenem werden maximale Serumkonzentrationen des Antibiotikums im Bereich von 40 bis 80 mg/l gemessen. Die Substanz wird zu 25 % an Plasmaeiweiße gebunden und mit einer Halbwertzeit von 1 Stunde überwiegend renal eliminiert, die biliäre Ausscheidung ist zu vernachlässigen.

Aufgrund verbesserter Stabilität müssen Meropenem und Ertapenem nicht mit einem Hemmstoff der Dehydropeptidase kombiniert werden. Die pharmakokinetischen Eigenschaften von **Meropenem** sind ähnlich wie die von Imipenem. Meropenem wird mit einer Halbwertzeit von etwa 1 Stunde über die Niere ausgeschieden.

Die Proteinbindung von **Ertapenem** ist mit 92 bis 95 % relativ hoch, woraus eine verzögerte renale Ausscheidung resultiert, im Urin läßt sich die Substanz etwa zu gleichen Anteilen als unveränderte Substanz oder in Form eines Metaboliten nachweisen. Die Eliminations-Halbwertzeit von Ertapenem beträgt etwa 4 Stunden und ist damit deutlich länger, als die der beiden anderen Carbapeneme.

4.2.2.5.3 Indikationen, ausgewählte klinische Studien

Mehrere prospektive Studien sind mit den Carbapenemen im Vergleich zu anderen Antibiotikatherapien bei Patienten mit ambulant erworbener oder nosokomialer Pneumonie durchgeführt worden. Von besonderem Interesse ist ein Vergleich zwischen Ceftriaxon und Ertapenem bei Patienten mit ambulant erworbener Pneumonie, die stationär behandelt werden mussten *(Ortiz-Ruiz et al. 2004)*. Beide Antibiotika wurden in den Studien einmal täglich in einer Dosis von 1,0 g intravenös verabreicht. Laut Studienprotokoll konnten die Patienten im Anschluss an die initiale, intravenöse Behandlungsphase von mindestens drei Tagen mit Co-amoxiclav oral weiterbehandelt werden. Die 658 Patienten, deren Daten für eine Auswertung ausreichend waren, wurden insgesamt 12 Tage behandelt (Medianwert). Der häufigste Erreger war *Streptococcus pneumoniae*, 3,3% der Stämme waren Penicillin-resistent. Mit beiden Antibiotika konnten 92% der Patienten geheilt werden. Die **Abbildung 7** gibt die Daten von allen Patienten aus diesen Studien mit einem Lebensalter von über 65 Jahren bzw. über 75 Jahren, sowie bei Patienten mit einem hohen *PSI-Score* wieder *(Woods et al. 2003)*. Eine weitere Doppelblindstudie bei etwa 200 Patienten mit so genannter *„health-care associated pneumonia"* zeigte eine gleich gute Wirksamkeit und Verträglichkeit von Ertapenem (1,0 g i.v.) im Vergleich mit Cefepim (4,0 g i.v.), das optional zusammen mit Metronidazol gegeben wurde *(Friedland et al. 2003)*.

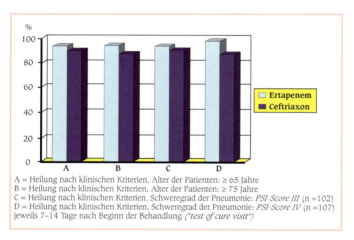

A = Heilung nach klinischen Kriterien, Alter der Patienten: ≥ 65 Jahre
B = Heilung nach klinischen Kriterien, Alter der Patienten: ≥ 75 Jahre
C = Heilung nach klinischen Kriterien, Schweregrad der Pneumonie: *PSI-Score III* (n =102)
D = Heilung nach klinischen Kriterien, Schweregrad der Pneumonie: *PSI-Score IV* (n =107)
jeweils 7–14 Tage nach Beginn der Behandlung *("test of cure visit")*

Abbildung 7: Therapie der ambulant erworbenen Pneumonie.

Vergleich eines Carbapenems (Ertapenem) mit einem Cephalosporin (Ceftriaxon). Die Heilungsraten wurden in Abhängigkeit vom Lebensalter bzw. vom Schweregrad der Pneumonie (PSI) gesondert berechnet (PSI = *Pneumonia Severity Index*). Ein PSI von IV weist auf eine schwere Pneumonie hin; die Anzahl der Patienten mit PSI II oder PSI V war zu gering für eine statistische Auswertung (modifiziert nach *Woods et al. 2003*).

4.2.2.6 Monobactame

Seit Mitte der achtziger Jahre steht **Aztreonam** als einziges Antibiotikum aus der Gruppe der Monobactame zur Verfügung. Es ist stabil gegenüber den β-Laktamasen aus gramnegativen Bakterien. Zum Spektrum dieses Antibiotikums gehören fast alle gramnegativen Stäbchen, die Aktivität gegen *Pseudomonas aeruginosa* ist gering, es ist unwirksam gegen grampositive Bakterien, Enterokokken und Anaerobier. Aztreonam ist aufgrund des Spektrums weder für Patienten mit ambulant erworbenen Pneumonie, noch für Patienten mit nosokomialer Pneumonie von Bedeutung.

4.2.3 Aminoglykoside

Aminoglykosid-Antibiotika werden aus *Streptomyces*-Arten oder *Micromonospora*-Arten gewonnen. Zu den häufig angewandten Aminoglykosiden zählen Gentamicin, Tobramycin, Netilmicin, Amikacin. Sie können bei nosokomialer Pneumonie in Kombination mit β-Laktam-Antibiotika angewandt werden.

4.2.3.1 Antibakterielles Spektrum, Resistenz

Aminoglykoside verursachen Fehlsteuerungen *("misreading")* der bakteriellen Proteinsynthese, daraus resultiert eine bakterizide Wirkung. Aminoglykoside sind aktiv gegen die meisten Enterobakterien, Staphylokokken und die Mehrzahl der Stämme von *Pseudomo-*

nas aeruginosa. Nur geringe Wirksamkeit besteht gegen A-Streptokokken, Pneumokokken, Meningokokken, Enterokokken, *Haemophilus influenzae,* Clostridien und *Bacteroides.*

Die bakterizide Wirkung der Aminoglykoside ist konzentrationsabhängig; darüber hinaus wird ein "postantibiotischer Effekt" beobachtet. Ein hoher Quotient aus Spitzenkonzentration im Blut des Patienten und der Hemmkonzentration des Erregers ist entscheidend für eine optimale, anhaltende Wirkung. Aufgrund dieser Eigenschaften wird die **"Einmal-täglich-Dosierung"** für Aminoglykoside empfohlen.

Resistenz gegen Aminoglykoside wird unter anderem durch Aminoglykosid-modifizierende Enzyme, wie Acetyltransferasen, Adenyltransferasen oder Phosphotransferasen, vermittelt. Es besteht eine partielle Kreuzresistenz. **Amikacin** ist gegenüber dem Angriff dieser Enzyme weitgehend geschützt, es kann daher noch wirksam sein, wenn die Erreger gegenüber den anderen Aminoglykosiden resistent sind.

4.2.3.2 Pharmakokinetische Eigenschaften

Aminoglykoside müssen intravenös oder intramuskulär verabreicht werden; ihr Verteilungsvolumen ist niedrig, ausreichende intrazelluläre Konzentrationen werden nicht erreicht. Sie werden mit Halbwertzeiten von etwa 1,5–2 Stunden in unveränderter Form durch glomeruläre Filtration eliminiert. Trotz der kurzen Halbwertzeit werden Aminoglykoside aus pharmakodynamischen und toxikologischen Gründen in den meisten Fällen nur einmal täglich verabreicht. Die Dosierung muss beim Vorliegen einer Nierenfunktionsstörung unter Berücksichtigung der Kreatinin-Clearance reduziert werden, da sonst ein erhebliches Risiko für toxische Wirkungen besteht.

4.2.3.3 Verträglichkeit

Aminoglykoside besitzen ein nephrotoxisches und ototoxisches Potenzial. Sie reichern sich in den Lysosomen der proximalen Tubuluszellen in der Niere an und können zu schwerwiegenden renalen Veränderungen führen. Am Innenohr bewirken schon geringe Konzentrationen von Aminoglykosiden einen irreversiblen Verlust der Sinneshäarchen. Es resultieren Gleichgewichtsstörungen und Hörverlust.

Eine strenge Indikationsstellung und eine Dosierung unter Beachtung der Nierenfunktion (Kreatinin-Clearance) sind essentielle Voraussetzungen bei jeder Therapie mit Aminoglykosiden. Auch aus toxikologischen Gründen wird empfohlen, die gesamte Tagesdosis der Aminoglykoside auf einmal zu verabreichen, da die unerwünschten Wirkungen der Aminoglykoside eher mit der Zeitdauer der Therapie und den Talspiegeln als mit den Spitzenkonzentrationen korrelieren.

4.2.3.4 Indikationen, ausgewählte klinische Studien

Nur in Kombination mit β-Laktam-Antibiotika können Aminoglykoside heute zur Therapie schwerer Infektionen in Erwägung gezogen werden. In mehreren Studien wurde die Wirksamkeit diverser β-Laktam-Antibiotika (Penicilline, Cephalosporine, Carbapeneme) als Monotherapeutika im Vergleich zu β-Laktam-Antibiotika in Kombination mit Aminoglykosiden bei Patienten mit schweren Infektionen untersucht. Ob die Kombinationstherapie der Monotherapie mit einem breit wirksamen β-Laktam-Antibiotikum überlegen ist, bleibt weiterhin in einigen Punkten offen. Sicherlich müssen bei einer Kombination, die ein Aminoglykosid einschließt, vermehrt toxische Risiken in Kauf genommen werden. Andererseits zeigen einige Studien zwar die prinzipielle Gleichwertigkeit bei besserer Verträglichkeit der Monotherapie, aber ausreichend genaue Daten – etwa bei Patienten mit nachgewiesener *Pseudomonas*-Infektion – liegen nicht vor. In vielen der publizierten Studien wurden weniger als 200 Patienten eingeschlossen und die Aussagekraft ist daher begrenzt. Nur in wenigen Studien wurde das gleiche β-Laktam-Antibiotikum mit und ohne Aminoglykosid im direkten Vergleich geprüft *(Bochud et al. 2004)*.

4.2.4 Makrolide

Das am längsten bekannte Makrolid Erythromycin wurde bereits 1952 aus *Streptomyces erythreus* isoliert, Clarithromycin weist eine sehr ähnliche chemische Struktur auf. Beide Makrolide werden zur oralen und parenteralen Gabe angeboten. Ein weiteres Makrolid, Roxithromycin, steht nur zur oralen Therapie zur Verfügung. Azithromycin ist ein Erythromycin-Derivat, das wegen der unterschiedlichen Grundstruktur auch als „Azalid" bezeichnet wird. Es ist ebenfalls zur oralen und parenteralen Therapie verfügbar. Diese halbsynthetischen Derivate sind im Gegensatz zu Erythromycin säurestabil. Daraus resultiert eine längere Eliminationshalbwertzeit und bessere gastrointestinale Verträglichkeit.

4.2.4.1 Antibakterielles Spektrum

Makrolide hemmen die bakterielle Proteinbiosynthese durch Blockade der Translokation der Peptidyl-t-RNA von der Akzeptorstelle zur Donorstelle. Es resultiert primär ein bakteriostatischer Effekt, bei höheren Konzentrationen kann auch eine bakterizide Wirkung auftreten. Typische Erreger von Infektionen der Atemwege, wie Streptokokken, Pneumokokken, *Chlamydia trachomatis* und *Mycoplasma pneumoniae*, weisen in der Regel eine gute Empfindlichkeit auf. Allerdings ist seit Jahren eine kontinuierlich zunehmende Resistenzentwicklung bei *Streptococcus pneumoniae,* dem wichtigsten Erreger der ambulant erworbenen Pneumonie, festzustellen. In der Langzeitstudie des Nationalen Referenzzentrums für invasive Streptokokken ist die Erythromycin-Resistenz in Deutschland von 3 % im Jahre 1992 auf 15 % im Jahr 2000 angestiegen.

Makrolide sind ebenfalls wirksam gegen Legionellen, Clarithromycin ist *in vitro* die wirksamste Substanz gegen diese Erreger. Enterobakterien sind resistent, Staphylokokken und *Haemophilus* sind variabel empfindlich. Clarithromycin besitzt eine relativ gute Aktivität gegenüber *Mycobacterium avium-intracellulare;* Azithromycin wirkt besser als die anderen Makrolide auf gramnegative Bakterien (z.B. *Haemophilus influenzae).*

4.2.4.2 Indikationen, ausgewählte klinische Studien

Makrolide werden nach wie vor häufig zur Therapie der Pneumonie angewandt, doch limitiert die fortschreitende Resistenzentwicklung bei Pneumokokken ihren Einsatz zunehmend. Aufgrund ihres hohen Verteilungsvolumens werden intrazellulär ausreichende Konzentrationen erreicht, um entsprechend lokalisierte Erreger zu erfassen. Oft werden Makrolide in Kombination mit β-Laktam-Antibiotika zur kalkulierten Initialtherapie eingesetzt, um eine ausreichende Wirksamkeit gegen Pneumokokken sicherzustellen und gleichzeitig Erreger zu erfassen, die durch β-Laktam-Antibiotika nicht erreicht werden (Mykoplasmen, Chlamydien, Legionellen etc.).

4.2.4.3 Verträglichkeit, Interaktionen

Erythromycin wirkt Motilin-agonistisch und verursacht dosisabhängig Störungen vor allem im oberen Gastrointestinaltrakt. Die halbsynthetischen Derivate des Erythromycins (Clarithromycin, Azithromycin, Roxithromycin) sind besser magenverträglich. Makrolid-Antibiotika verursachen nur relativ selten allergische Reaktionen. Makrolide bewirken eine QT-Verlängerung, womit ein Risiko für schwerwiegende Arrhythmien (*„Torsades de pointes"*) verbunden ist. Der Effekt auf das Reizleitungssystem ist offenbar nach Azithromycin geringer als nach Erythromycin oder Clarithromycin. Zur intrahepatischen Cholestase kann es bei Erwachsenen und bei Personen mit vorbestehenden Lebererkrankungen kommen.

Erythromycin und Clarithromycin hemmen Cytochrom-P-450-abhängige Monooxygenasen, wie CYP 3A4 und können dadurch zu zahlreichen Interaktionen mit anderen Pharmaka führen. Klinisch relevante Interaktionen sind z.B. zwischen diesen Makroliden und Terfenadin, Ergotamin, Carbamazepin, Theophyllin und anderen hepatisch eliminierten Arzneimitteln beschrieben worden. Azithromycin besitzt offenbar ein deutlich geringeres Potential für eine Hemmung der Cytochrome. Interaktionen mit Digitalisglykosiden liegen für alle Makrolide/Azalide vor.

4.2.5 Ketolide (Telithromycin)

Telithromycin ist bisher das einzige Ketolid, das zur antibakteriellen Therapie verfügbar ist; es ist mit den Makroliden verwandt unterscheidet sich aber von Erythromycin durch eine höhere Säurestabilität und verbesserte antibakterielle Wirkung.

4.2.5.1 Antibakterielles Spektrum

Telithromycin bindet an die 50S-Untereinheit der Ribosomen und hemmt die bakterielle Proteinsynthese. Es wirkt konzentrationsabhängig bakterizid gegen Pneumokokken. Im Vergleich zu den Makroliden zeigt das Ketolid insbesondere gegen grampositive Erreger *(Streptococcus pyogenes, Streptococcus pneumoniae)* eine verbesserte Wirkung. Telithromycin ist auch gegen Erythromycin- und Penicillin-resistente Pneumokokken-Stämme gut wirksam. Telithromycin ist gegen *Haemophilus influenzae* wirksamer als Clarithromycin oder Erythromycin. Gegen einen weiteren gramnegativen Erreger von Atemwegsinfektionen, *Moraxella catarrhalis,* weisen Ketolide und Makrolide eine vergleichbare Aktivität auf. Auch Chlamydien, Mykoplasmen und Legionellen werden durch Telithromycin erfaßt.

4.2.5.2 Pharmakokientische Eigenschaften

Telithromycin ist nur zur oralen Therapie im Handel. Die übliche Tagesdosis beträgt 1 x 800 mg. Nach oraler Gabe dieser Dosis werden maximale Plasmakonzentrationen von etwa 2 bis 3,5 mg/l erreicht. Die Bioverfügbarkeit wird mit 50 bis 60 % angegeben. Das Antibiotikum wird mit einer terminalen Halbwertzeit von 10 bis 14 h überwiegend in metabolisierter Form mit den Faeces eliminiert. Das Verteilungsvolumen liegt bei 3 l/kg.

4.2.5.3 Verträglichkeit, Interaktionen

Diarrhöen (> 10 %) und Übelkeit treten während der Behandlung häufig auf, leichte zentralnervöse Störungen, wie Kopfschmerzen oder Schwindel (< 10 %) sind seltener. Bei weniger als 1 % der Patienten kommt es zu Hautreaktionen (Exantheme, Urtikaria, Juckreiz); auch Geschmackstörungen, Sehstörungen, sowie Leberfunktionsstörungen mit Anstieg der Transaminasen wurden berichtet.

Telithromycin hemmt die Cytochrom-Isoenzyme CYP3A4 und CYP2D6. Das Ketolid darf daher nicht gleichzeitig mit anderen Arzneimitteln angewandt werden, die über diese Monooxygenasen verstoffwechselt werden. Die Spiegel von Simvastatinsäure (aktiver Metabolit von Simvastatin) steigen zum Beispiel um das 15-fache an, wenn Telithromycin gleichzeitig mit Simvastatin gegeben wird. Während der Behandlung mit Telithromycin müssen daher Simvastatin und andere

Statine mit ähnlichem Metabolismus vorübergehend abgesetzt werden.

4.2.5.4 Indikationen, ausgewählte klinische Studien

In einer umfangreichen Doppelblindstudie wurde die Wirksamkeit und Verträglichkeit von Telithromycin (1 x 800 mg/d) mit der von Clarithromycin (2 mal 500 mg/d) verglichen. Pro Gruppe wurden die Daten von mehr als 200 Patienten ausgewertet, die 10 Tage lang mit dem jeweiligen Antibiotikum behandelt wurden. Die nach klinischen Kriterien beurteilten „Heilungsraten" lagen in beiden Gruppen bei 88 % der Patienten. Telithromycin führte etwa in gleichem Ausmaß zur Eradikation der Erreger wie Clarithromycin. Nur bei einigen wenigen Patienten wurden Penicillin- und/oder Erythromycin-resistente Pneumokokken isoliert. Erst bei einem weiter zunehmenden Anteil resistenter Pneumokokken wird die gegen diese Erreger vorhandene Aktivität des Telithromycins von therapeutischer Relevanz sein *(Mathers-Dunbar et al. 2004).*

4.2.6 Chinolone

Die Fluorchinolone werden nach einem Vorschlag der PEG (Paul-Ehrlich-Gesellschaft für Chemotherapie) in vier Gruppen eingeteilt. Der wichtigste Unterschied zwischen den Gruppen besteht hinsichtlich der Aktivität gegen Pneumokokken.

Zu den *Gruppen I und II* mit *unzureichender* Wirkung gegenüber Pneumokokken gehören Ofloxacin und Ciprofloxacin. Ofloxacin liegt als Racemat vor, die antibakterielle Wirkung beruht nur auf dem Gehalt an Levofloxacin, der linksdrehenden Form. Die Anwendung von Ofloxacin stellt daher keine rationale Therapie dar. Ciprofloxacin ist nach wie vor das aktivste Chinolon bei *Pseudomonas aeruginosa.*

Zu den *Gruppen III und IV* mit ausreichender Aktivität gegenüber Pneumokokken gehören Levofloxacin und Moxifloxacin. Diese Chinolone können auch bei Infektionen der Atemwege durch Pneumokokken angewandt werden. Moxifloxacin weist auch eine therapeutisch relevante Aktivität gegen anaerobe Bakterien auf.

4.2.6.1 Antibakterielle Wirkung, Spektrum

Chinolone hemmen die bakteriellen Topoisomerasen II (Gyrase) und IV, sie wurden früher auch als *Gyrasehemmer* bezeichnet. Die Topoisomerasen beeinflussen Struktur und Funktion der bakteriellen Nukleinsäure (DNA). Die Chinolon-induzierte Bakterizidie erfolgt rasch und weist eine ausgeprägte Konzentrationsabhängigkeit auf. Ein möglichst hoher Quotient zwischen den Konzentrationen im Organismus des Patienten und der minimalen Hemmkonzentration scheint vor allem unter dem Aspekt der Entwicklung und Ausbreitung resistenter Stämme, etwa bei Pneumokokken, sinnvoll zu sein. Eine zunehmende Resistenz der Chinolone gegen Enterobakterien (z.B. *Escherichia coli)* muss beachtet werden

4.2.6.2 Pharmakokinetische Eigenschaften

Chinolone weisen nach oraler Gabe eine gute Bioverfügbarkeit auf, Ciprofloxacin, Levofloxacin und Moxifloxacin sind auch zur intravenösen Infusion verfügbar. Das hohe Verteilungsvolumen der Chinolone (etwa 2 l/kg) deutet auf die gute Gewebegängigkeit und die intrazelluläre Anreicherung dieser Wirkstoffe hin. Hinsichtlich der Metabolisierung bestehen zwischen den Substanzen Unterschiede. Ciprofloxacin wird zu etwa 15–20 % metabolisiert, die Ausscheidung erfolgt mit einer Halbwertzeit von etwa 3 Stunden renal, biliär und auch transintestinal. Moxifloxacin wird durch Glucuronidierung überwiegend hepatisch eliminiert, die Halbwertzeit beträgt ungefähr 13 Stunden. Levofloxacin wird kaum metabolisiert und zu > 90 % unverändert renal mit einer Halbwertzeit von etwa 6,5 Stunden eliminiert. Bei Patienten mit Nierenfunktionseinschränkung ist eine Dosisreduktion von Levofloxacin erforderlich.

4.2.6.3 Indikationen, ausgewählte klinische Studien

In zahlreichen Studien konnte gezeigt werden, dass die neueren Chinolone mit ausreichender Pneumokokkenaktivität zu guten Therapieerfolgen bei ambulant erworbener Pneumonie führen. Sie stellen daher heute vor allem bei Patienten mit Grunderkrankungen eine wichtige therapeutische Alternative dar (**Tabelle 5**). In mehreren Doppelblindstudien wurde eine etwa gleich gute Wirksamkeit der Pneumokokken-wirksamen Chinolone im Vergleich zu Makroliden und β-Laktam-Antibiotika nachgewiesen. In einer umfangreichen Studie an mehr als 600 Patienten war das Chinolon Moxifloxacin signifikant besser wirksam als Amoxicillin in Kombination mit Clavulansäure plus Clarithromycin (**Abbildung 8**).

Über ihre Anwendbarkeit bei schweren ambulant erworbenen oder nosokomial erworbenen Pneumonien liegen weniger Daten vor. Da bei Patienten auf der Intensivstation nicht selten mit *Pseudomonas aeruginosa* als Erreger zu rechen ist, sollten die Chinolone mit entsprechenden Antibiotika kombiniert werden (**Tabellen 7 und 10**).

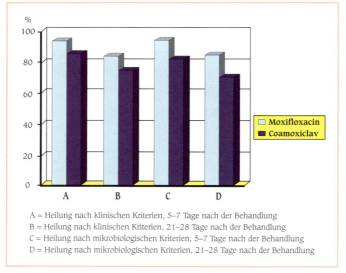

A = Heilung nach klinischen Kriterien, 5–7 Tage nach der Behandlung
B = Heilung nach klinischen Kriterien, 21–28 Tage nach der Behandlung
C = Heilung nach mikrobiologischen Kriterien, 5–7 Tage nach der Behandlung
D = Heilung nach mikrobiologischen Kriterien, 21–28 Tage nach der Behandlung

Abbildung 8: Therapie der ambulant erworbenen Pneumonie.

Vergleich eines Chinolons (Moxifloxacin) mit Amoxicillin in Kombination mit Clavulansäure. In einer umfangreichen Doppelblindstudie war das Chinolon signifikant besser wirksam als Amoxicillin/Clavulansäure plus Clarithromycin *(modifiziert nach Finch et al. 2002)*.

4.2.6.4 Verträglichkeit, Interaktionen

Gastrointestinale Symptome, wie Übelkeit und Erbrechen, sind die häufigsten unerwünschten Wirkungen nach einer Chinolontherapie. ZNS-Wirkungen zählen ebenfalls zu den typischen Nebenwirkungen unter Chinolonen. Symptome wie Schlaflosigkeit, Müdigkeit, Kopfschmerzen treten häufiger auf; sehr selten sind

Krämpfe, Halluzinationen, Psychosen, Sehstörungen. Chinolone können phototoxisch wirken; eine Exposition mit UV-Licht (Sonnenlicht, Solarien etc.) muss vermieden werden (8-Methoxyderivate, wie Moxifloxacin, sind nicht phototoxisch). Allergien sind relativ selten.

Chinolone können eine geringe Verlängerung der QT-Zeit im EKG verursachen; eine gleichzeitige Behandlung mit Antiarrhythmika oder anderen Medikamenten, die zu einer Verlängerung der QT-Zeit führen können, darf nicht erfolgen. Die Chinolone sind ebenfalls bei Patienten mit angeborenen Störungen der Reizleitung oder bei Patienten mit Elektrolytstörungen (Hypokaliämie, Hypomagnesiämie) kontraindiziert.

Alle bekannten Chinolone können zu Tendopathien (Tendinitis, Ruptur) führen; zahlreiche Fallberichte deuten darauf hin, dass die Veränderungen auch noch mehrere Monate nach Abschluss der Behandlung auftreten können. Sie wurden überwiegend bei Patienten von >65 Jahren beschrieben, die gleichzeitige Therapie mit Glukokortikoiden erhöht das Risiko.

Chinolone wirken chondrotoxisch: sie induzieren irreversible Schäden am unreifen Gelenkknorpel und der Epiphysenfuge bei juvenilen Tieren. Eine Anwendung von Chinolonen bei Kindern, Jugendlichen sowie in der Schwangerschaft und Stillzeit ist daher kontraindiziert. Im Zusammenhang mit der Anwendung von Ciprofloxacin bei Kindern und Jugendlichen (z.B. bei Mukoviszidose-Patienten) ergab sich allerdings kein Hinweis auf Gelenkschäden; eine Anwendung von Ciprofloxacin kann daher bei Mukoviszidose-Patienten erwogen werden.

Nach Gabe von Ciprofloxacin wurde eine Hemmung des Theophyllin- und Koffeinmetabolismus mit entsprechender Symptomatik beschrieben. Eine weitere wichtige Interaktion besteht zwischen allen Chinolonen und mineralischen Antazida bei oraler Behandlung: Magnesium- und/oder Aluminium-haltige Antazida können die Bioverfügbarkeit der Präparate drastisch reduzieren (wahrscheinlich durch Bildung von Chelatkomplexen). Auch mit anderen 2- oder 3-wertigen Kationen (Zink, Eisen etc.) sind Interaktionen beobachtet worden.

4.2.7 Tetrazykline (Doxycyclin)

Die Bedeutung der Tetrazykline hat während des jahrzehntelangen Gebrauchs insgesamt abgenommen, da zunehmend Resistenzen aufgetreten sind. Da Doxycyclin unter Berücksichtigung aller Eigenschaften als das günstigste Tetrazyklin-Derivat anzusehen ist, wird es heute bevorzugt verordnet.

4.2.7.1 Antibakterielle Wirkung, Spektrum

Tetrazykline sind Hemmstoffe der bakteriellen Proteinsynthese. Sie wirken bakteriostatisch auf zahlreiche grampositive und gramnegative Bakterien. Gute Wirksamkeit besitzen die Tetrazykline gegen *Mycoplasma pneumoniae.* Doxycyclin erreicht auch intrazellulär lokalisierte Erreger, wie z.B. Chlamydien und Rickettsien, einschließlich *Coxiella burnetii*. Vor allem bei Staphylokokken, Enterokokken und – regional sehr variierend – bei Pneumokokken, besteht heute häufig Resistenz. Die erworbene Resistenz ist Plasmid-vermittelt.

4.2.7.2 Pharmakokinetische Eigenschaften

Nach oraler Gabe wird Doxycyclin nahezu vollständig resorbiert. Es wird kaum metabolisiert und überwiegend mit der Galle ausgeschieden; die Halbwertzeit beträgt etwa 16 Stunden. Die empfohlene tägliche Dosierung beträgt 200 mg bei Patienten mit einem Körpergewicht von mehr als 70 kg, bei leichteren Patienten wird eine Dosierung von 100 mg nach einer initialen Gabe von 200 mg empfohlen. Bei eingeschränkter Nierenfunktion kann die normale Dosierung verabreicht werden. Milch und Milchprodukte, mineralische Antazida und Eisenpräparate reduzieren die Resorption durch Bildung schwer-löslicher Chelate.

4.2.7.3 Indikationen, klinische Studien

Es gibt kaum neuere klinische Studien zur Wirksamkeit bei der empirischen oder gezielten Therapie der ambulant erworbenen Pneumonie; Doxycyclin ist Mittel der Wahl bei Q-Fieber.

4.2.7.4 Unerwünschte Wirkungen, Interaktionen

Gastrointestinale Störungen (Übelkeit, Erbrechen, Durchfälle) sind die häufigsten unerwünschten Wirkungen bei einer Therapie mit Doxycyclin. Wegen des Risikos phototoxischer Reaktionen ist eine direkte Sonnenlichtexposition während der Behandlung zu vermeiden. Allergische Reaktionen sind sehr selten. Phlebitis und kardiovaskuläre Störungen sind bei zu rascher i.v.-Injektion möglich. Kapseln und Tabletten sollten mit genügend Flüssigkeit eingenommen werden, um Ulzerationen der Oesophagusmukosa vorzubeugen.

Doxycyclin und andere Tetrazykline sind während der Schwangerschaft und bei Kindern unter 9 Jahren kontraindiziert. Sie können das Wachstum beeinträchtigen und Verfärbungen der Zähne mit erhöhter Kariesanfälligkeit verursachen.

4.2.8 Glykopeptide

Das Glykopeptid-Antibiotikum Vancomycin wurde bereits 1955 aus *Streptomyces orientalis* isoliert. Teicoplanin besteht überwiegend aus einem Gemisch von fünf Komponenten (Teichomycin-A2-Komplex), die sich in der Seitenkette unterscheiden.

4.2.8.1 Antibakterielle Wirkung, Spektrum

Glykopeptide hemmen die Zellwandsynthese grampositiver Bakterien indem sie an Strukturen der Peptidoglykanketten binden. Sie unterscheiden sich von den β-Laktam-Antibiotika, welche die Enzyme der Zellwandsynthese hemmen. *In vitro* zeigen die beiden Glykopeptid-Antibiotika nur geringe Aktivitätsunterschiede. Ihr Spektrum ist auf grampositive Erreger begrenzt, es umfasst Staphylokokken, Streptokokken, Enterokokken, *Clostridium difficile* und Diphtherie-Bakterien. Hervorzuheben ist ihre Wirkung auch gegen Methicillin-(Oxacillin-)-resistente Staphylokokken und Ampicillin-resistente Enterokokken. Besorgniserregend ist die seltene, aber in einigen Ländern zunehmende **Resistenz** bei Staphylokokken. Auch bei *Enterococcus faecium* wurden mit lokal unterschiedlicher Häufigkeit Glykopeptid-resistente Stämme isoliert.

4.2.8.2 Pharmakokinetische Eigenschaften

Nach **oraler** Gabe wirken Vancomycin und Teicoplanin nur im Darmlumen. Dies wird bei der Behandlung der „pseudomembranösen Kolitis" durch *Clostridium difficile* ausgenutzt. Bei anderen Indikationen müssen die Glykopeptide parenteral gegeben werden. Die Plasmahalbwertzeit von Teicoplanin ist etwa um den Faktor 10 länger und die renale Clearance um den gleichen Faktor niedriger als bei Vancomycin. Beide Antibiotika werden nur in geringem Maße metabolisiert und sind nicht hämodialysierbar.

4.2.8.3 Indikationen, ausgewählte klinische Studien

Zu den wichtigsten Indikationen zählen Infektionen durch multiresistente grampositive Erreger, wie zum Beispiel Oxacillin- und Cephalosporin-resistente Staphylokokken oder Ampicillin-resistente Enterokokken. Obwohl der unkritische Einsatz von Glykopeptiden vermieden werden sollte, ist ihre Anwendung jedoch gerechtfertigt bei endemischem Nachweis von MRSA.

4.2.8.4 Unerwünschte Wirkungen

Überempfindlichkeitsreaktionen mit Fieber, Urtikaria und Exanthemen können bei einer Therapie mit Glykopeptiden auftreten. Ein Blutdruckabfall mit Erythem am Oberkörper *("Red Man-Syndrom")* kann bei zu schneller Infusion von Vancomycin vorkommen. Nach Gabe von Vancomycin in hohen Dosen wurde in einigen Fällen Nierenversagen beobachtet; das Risiko einer reversiblen Nephrotoxizität ist nach Vancomycin höher als nach Teicoplanin. Ein erhöhtes Risiko kann bei gleichzeitiger Gabe von anderen potentiell nephrotoxischen Medikamenten bestehen. Bei Behandlung mit Vancomycin kann es zu einer vorübergehenden oder bleibenden Verschlechterung des Hörvermögens kommen. Schmerzen und Phlebitis können an der Infusionsstelle auftreten.

4.2.9 Lincosamide (Clindamycin)

Clindamycin wird halbsynthetisch aus Lincomycin hergestellt, es steht zur oralen und parenteralen Therapie zur Verfügung.

4.2.9.1 Antibakterielle Wirkung

Das Antibiotikum bindet sich an die 50S-Untereinheiten der Ribosomen und hemmt die bakterielle Proteinbiosynthese. Es resultiert primär ein bakteriostatischer Effekt, bei hohen Konzentrationen wurden auch bakterizide Wirkungen beobachtet. Zum Wirkungsspektrum des Clindamycins gehören grampositive Kokken (Pneumokokken, Staphylokokken) und Anaerobier (Resistenzen möglich, vor allem bei Clostridien und *Bacteroides*-Arten!). Gegen MRSA/MRSE ist Clindamycin oft nicht wirksam, jedoch bestehen große regionale Unterschiede bei der Resistenzhäufigkeit. Es ist *nicht* ausreichend wirksam gegen Mykoplasmen, Chlamydien und Legionellen!

4.2.9.2 Pharmakokinetische Eigenschaften

Nach oraler Gabe wird Clindamycin zu etwa 70–80 % aus dem Magendarmtrakt resorbiert. Die Gewebegängigkeit ist relativ gut, das Verteilungsvolumen liegt bei 0,6 l/kg Körpergewicht. Clindamycin wird mit einer Halbwertzeit von 2 bis 3 Stunden überwiegend in Form von Metaboliten ausgeschieden.

4.2.9.3 Indikationen

Clindamycin ist unter anderem zur Therapie von Infektionen durch Clindamycin-empfindliche Erreger der tiefen Atemwege zugelassen. Die klinischen Erfahrungen bei der Behandlung von Pneumokokken-Pneumonien sind allerdings gering.

4.2.9.4 Verträglichkeit

Gastrointestinale Störungen treten während der Therapie recht häufig auf, es besteht das Risiko einer pseudomembranösen Kolitis durch Selektion und Überwuchern toxinbildender *Clostridium-difficile*-Stämme. Gelegentlich verursacht Clindamycin Allergien. Leberfunktionsstörungen können ebenfalls auftreten.

4.2.10 Streptogramine (Quinupristin/Dalfopristin)

Die Antibiotika Quinupristin und Dalfopristin leiten sich von den Pristinamycinen ab. Sie werden mit weiteren, ähnlich strukturierten Antibiotika als Streptogramine zusammengefaßt. Aus den schwer löslichen Naturstoffen wurden halbsynthetisch die wasserlöslichen Derivate Quinupristin und Dalfopristin hergestellt, die in einer 30:70-Mischung unter dem Handelsnamen Synercid®, zur parenteralen Therapie zur Verfügung stehen.

4.2.10.1 Antibakterielle Wirkung, Spektrum

Quinupristin und Dalfopristin binden an bakterielle Ribosomen und hemmen die bakterielle Proteinbiosynthese indem sie die Verknüpfung der Aminosäuren durch Peptidbindung verhindern. Aufgrund der synergistischen Aktivität ist die antibakterielle Wirkung in Kombination etwa 10-fach höher als die der Einzelkomponenten.

Die Aktivität von Quinupristin/Dalfopristin richtet sich gegen grampositive Erreger. Von besonderer Bedeutung ist die hohe Aktivität gegen *Staphylococcus aureus* und Koagulase-negative Staphylokokken, einschließlich Methicillin-resistenter Stämme (MRSA) und Glykopeptid-intermediärer Stämme (GISA), gegen *Enterococcus faecium,* einschießlich Ampicillin- und Glykopeptid-resistenter sowie Aminoglykosid-hochresistenter Stämme *(Enterococcus faecalis* ist resistent!), sowie *Streptococcus pneumoniae,* einschließlich Penicillin- und/oder Makrolid-resistenter Stämme. Die minimalen Hemmkonzentrationen dieser Erreger liegen bei 1 mg/l oder darunter. Auch Neisserien, Mykoplasmen, Chlamydien, Legionellen, *Moraxella catarrhalis* und *Haemophilus influenzae* sind empfindlich, Enterobakterien und Pseudomonaden sind jedoch resistent.

4.2.10.2 Pharmakokinetische Eigenschaften

Nach intravenöser Gabe des Kombinationspräparates (7,5 mg/kg KG) liegen die Konzentrationen im Plasma bei 2,8 mg/l (Quinupristin) bzw. bei 7,2 mg/l (Dalfopristin). Dalfopristin bindet nur in geringem Maße an Plasmaproteine, während die Bindung von Quinupristin höher ist (55 bis 94 %). Aufgrund einer kurzen Eliminationshalbwertzeit von etwa 1 Stunde fallen die Konzentrationen im Plasma rasch ab, in Leukozyten konnten jedoch bis zu 70-fach höhere Konzentrationen nachgewiesen werden als im Plasma. Beide Wirkstoffe werden überwiegend mit den Faeces ausgeschieden. Bei Patienten mit Niereninsuffizienz muss die Dosierung nicht reduziert werden. Dagegen wird bei Patienten mit chronischer Leberinsuffizienz oder Zirrhose die Reduktion der Einzeldosis auf 5 mg/kg empfohlen.

4.2.10.3 Indikationen, ausgewählte klinische Studien

Das Präparat ist indiziert bei schweren Infektionen durch grampositive Erreger (z.B. bei nosokomialer Pneumonie, komplizierten Haut- und Weichteilinfektionen), wenn andere Antibiotika nicht in Frage kommen. Die empirische Therapie ist nach strengen Kriterien beschränkt auf schwerkranke Patienten, bei denen mit einer hohen Wahrscheinlichkeit entweder eine Infektion durch Vancomycin-resistente *Enterococcus faecium* oder durch resistente Staphylokokken (MRSA) vorliegt und bei Patienten mit Unverträglichkeit von Linezolid. Ähnlich wie bei Gabe von Linezolid, muss auch die Therapie mit Quinupristin/Dalfopristin zumindest initial mit einem anderen Antibiotikum kombiniert werden, um den gramnegativen Bereich des Spektrums zu erfassen.

In einer randomisierten Vergleichsstudie bei insgesamt fast 300 Patienten mit nosokomialer Pneumonie durch grampositive Erreger wurden die Wirksamkeit und Verträglichkeit von Quinupristin/Dalfopristin mit Vancomycin verglichen. Der Therapieerfolg war in beiden Gruppen sehr ähnlich: ein nach klinischen Kriterien erkennbarer Erfolg der Therapie wurde bei 56 % bzw. 58 % der Patienten erreicht. Bei Berücksichtigung aller unerwünschten Wirkungen war Vancomycin besser verträglich *(Fangon et al. 2000)*.

4.2.10.4 Verträglichkeit

Während der Behandlung mit Quinupristin/Dalfopristin wurden unter anderem gastrointestinale Nebenwirkungen, wie Übelkeit, Erbrechen und Diarrhöen beobachtet, sowie Hautreaktionen, wie Exanthem und Pruritus. In Abhängigkeit von der Dauer der Behandlung kann es zu Myalgien und Arthralgien kommen. Bei Infusion in eine periphere Vene kommt es sehr häufig zu lokalen Irritationen, die sich als Entzündung, Schmerzen, Ödem und als Thrombose und Phlebitis äußern. Daher muss das Antibiotikum über einen zentralvenösen Katheter verabreicht werden. In Notfällen kann die erste Dosis über eine periphere Vene infundiert werden, bis ein zentralvenöser Katheter gelegt worden ist. Nach Infusionsende muss die Vene mit 5%iger Glukoselösung gespült werden, um das Risiko einer Venenreizung möglichst gering zu halten. Quinupristin/Dalfopristin verursacht eine Erhöhung des konjugierten Bilirubins, offenbar korreliert dieser Effekt aber nicht mit einer generellen Leberfunktionsstörung.

Die Kombination aus Quinupristin/Dalfopristin hemmt die hepatische Monooxygenase CYP3A4. Dadurch ergeben sich potentielle Interaktionen mit anderen Arzneistoffen, die über dieses Isoenzym verstoffwechselt werden [z.B. Ciclosporin, Midazolam, Protease-Inhibitoren etc.).

4.2.11 Oxazolidinone (Linezolid)

Die Oxazolidinone wurden erstmals 1987 als eine neue Klasse synthetischer Verbindungen mit antibakterieller Wirksamkeit beschrieben. Bisher steht in der Humanmedizin nur Linezolid zur oralen und parenteralen antibakteriellen Therapie zur Verfügung.

4.2.11.1 Antibakterielle Wirkung, Wirkungsspektrum

Linezolid bindet an die 50S-Untereinheit der bakteriellen Ribosomen, verhindert die Bildung eines funktionstüchtigen Initiationskomplexes und hemmt damit einen frühen Schritt der bakteriellen Proteinbiosynthese. Die therapeutisch relevante Aktivität von Linezolid beschränkt sich auf grampositive Erreger (Streptokokken, Staphylokokken und Enterokokken), einschließlich der Stämme, die gegen andere Antibiotika resistent sind; *Haemophilus influenzae* ist überwiegend resistent, *Enterobacteriaceae* und Pseudomonaden weisen eine natürliche Resistenz auf.

4.2.11.2 Pharmakokinetische Eigenschaften

Nach oraler Verabreichung wird Linezolid vollständig resorbiert. Die Proteinbindung beträgt etwa 30 %, das Verteilungsvolumen liegt bei 0,6 l/kg Körpergewicht. Es wird mit einer Halbwertzeit von 5 bis 7 Stunden sowohl unverändert als auch in metabolisierter Form eliminiert.

4.2.11.3 Indikationen, klinische Studien

Zu den Anwendungsgebieten für Linezolid zählen sowohl die ambulant als auch die im Krankenhaus erworbene Pneumonie durch grampositive Erreger, darunter multiresistente Keime, sowie schwere Hautinfektionen durch Staphylokokken oder Streptokokken. Die therapeutische Wirksamkeit von Linezolid bei schwerwiegenden Infektionen mit Sepsis wurde in mehreren Vergleichsstudien untersucht. Im direkten Vergleich gegen Ceftriaxon/Cefpodoxim-Proxetil bei stationär behandelten Patienten mit ambulant erworbener Pneumonie war Linezolid überlegen, dies galt insbesondere für Patienten mit Pneumokokken-Bakteriämie *(San*

Pedro et al. 2002). In zwei Doppelblindstudien wurde die Therapie aus Linezolid plus Aztreonam mit der Behandlung durch Vancomycin plus Aztreonam vergleichen *(Rubinstein et al. 2001; Wunderink et al. 2003a)*. Es zeigte sich eine vergleichbar gute Wirksamkeit in beiden Behandlungsarmen, eine zusätzliche retrospektive Analyse zeigte, dass die Linezolid-Therapie mit signifikant besseren Heilungsraten bei Patienten mit nosokomialer Pneumonie durch MRSA assoziiert war. Als „geheilt" wurden 59 % (36/61) der Patienten in der Linezolidgruppe und 35,5 % (22/62) der Patienten in der Vancomycingruppe *(Wunderink et al. 2003b)*.

4.2.11.4 Verträglichkeit, Interaktionen

Gastrointestinale Störungen (z.B. Erbrechen) und ZNS-Reaktionen werden beobachtet; vor allem bei längerer Anwendung können Blutbildveränderungen (Anämie, Thrombozytopenie) auftreten, eine wöchentliche Blutbildkontrolle ist daher generell angezeigt. Aufgrund der MAO-inhibitorischen Wirkung der Substanz können Interaktionen mit gleichzeitig gegebenen adrenerg oder serotonerg wirksamen Medikamenten, wie zum Beispiel den selektiven Serotonin-Wiederaufnahmehemmern, vorkommen.

4.3 Zusammenfassende Therapieempfehlungen bei ambulant erworbener Pneumonie

Nach Erhebung der Anamnese sowie der klinischen Untersuchung mit Risikostratifizierung bezüglich des Ortes der Therapie (ambulant oder stationär) muss die empirische antibiotische Behandlung eingeleitet werden.

Von Bedeutung für die optimale Wahl des Antibiotikums sind die Erfassung von Risikofaktoren und die Existenz von kardiopulmonalen Grunderkrankungen. Die wesentlichen Risikofaktoren, die bedacht werden müssen, sind in der **Tabelle 8** (siehe *Seite 66*) dargestellt.

Grundsätzlich hat es sich bewährt, bezüglich der antibiotischen Therapie sich an einem Ablaufschema **(siehe Abbildung 5,** *Seite 62)* zu orientieren, je nachdem, ob Grunderkrankungen, Risikofaktoren und unterschiedliche Schweregrade der Pneumonie vorliegen.

4.3.1 Ambulante Pneumonie-Therapie

Bei ambulanten Pneumonie-Patienten ohne Risikofaktoren oder Grunderkrankungen sind die häufigsten Erreger Pneumokokken, Mykoplasmen, *Chlamydia pneumoniae* und respiratorische Viren.

Geeignete Antibiotika für diese Patientengruppe sind die Makrolide Azithromycin und Clarithromycin, mit denen bei diesen Infektionen unverändert hohe Erfolgsraten erzielt werden. Bei einem Anstieg der Resistenzraten gegenüber Makroliden kommen therapeutische Alternativen wie z.B. das Ketolid-Antibiotikum Telithromycin in Betracht. Amoxicillin in ausreichend hoher Dosis von z.B. 3 x 1 g oral täglich erfaßt auch mäßig Penicillin-sensible Pneumokokken; bei höhergradigem Verdacht auf Beteiligung von atypischen Pneumonie-Erregern sollte zusätzlich ein Makrolid oder Doxycyclin verabreicht werden. Als Alternativsubstanzen zu Amoxicillin können – vor allem bei Patienten mit Risikofaktoren – auch orale Cephalosporine wie Cefuroxim-Axetil oder Cefpodoxim-Proxetil verabreicht werden **(Tabelle 11)**.

Bei ambulanten Pneumonie-Patienten mit Risikofaktoren erweitert sich das ätiologische Spektrum um Staphylokokken, Enterobakterien und sehr selten auch *Pseudomonas aeruginosa.* Wegen dieses erweiterten Erregerspektrums werden Kombinationen aus Aminopenicillinen und β-Laktamase-Inhibitoren empfohlen, alternativ auch Cefuroxim-Axetil und Cefpodoxim-Proxetil. Eine zusätzliche Makrolidgabe ist bei Verdacht auf Beteiligung von Legionellen, Chlamydien oder Mykoplasmen empfehlenswert.

Eine weitere Alternative ist die Monotherapie mit einem Pneumokokken-wirksamen Fluorchinolon (Levofloxacin, Moxifloxacin) **(Tabelle 12)**.

Antibiotikum	Handelsname	Dosierung (pro Tag)	Therapiedauer
Mittel der Wahl			
Aminopenicillin			
- Amoxicillin	Amoxypen	≥ 70 kg: 3 x 1 g oral < 70 kg: 3 x 0,75 g oral	7-10 Tage
Alternativen			
Makrolid			
- Azithromycin	Zithromax	1 x 500 mg oral	3 Tage
- Clarithromycin	Klacid	2 x 500 mg oral 3 Tage, anschließend 2 x 250 mg	7-10 Tage
- Roxithromycin	Rulid	1 x 300 mg oral	7-10 Tage
oder			
Tetrazyklin			
- Doxycyclin	Vibramycin	1 x 200 mg oral initial ≥ 70 kg: 1 x 200 mg < 70 kg: 1 x 100 mg	7-10 Tage

Tabelle 11: Therapieempfehlung für ambulante Patienten mit unkomplizierter ambulant erworbener Pneumonie **ohne** Risikofaktoren *(modifiziert nach Höffken et al. 2005)*.

Antibiotikum	Handelsname	Dosierung (pro Tag)	Therapiedauer
Mittel der Wahl			
β-Laktam-Antibiotikum			
- Amoxicillin/Clavulansäure	Augmentan	≥ 70 kg: 3 x 1 g oral <70 kg: 1 x 1 g oral	7–10 Tage
- Sultamicillin	Unacid	2 x 0,75 g oral	7–10 Tage
Alternativen			
Chinolon			
- Levofloxacin	Tavanic	1 x 500 mg oral[*]	7–10 Tage[*]
- Moxifloxacin	Avalox	1 x 400 mg oral	7–10 Tage
Ester-Cephalosporin			
- Cefpodoxim-Proxetil	Podomoxef	2 x 0,2 g oral	7–10 Tage
- Cefuroxim-Axetil	Elobact	2 x 0,5 g oral	7–10 Tage

[*] erste Daten zur abweichenden Dosierung mit 1 x 750 mg über eine Therapiedauer von 5 Tagen existieren.

Tabelle 12: Therapieempfehlung für ambulante Patienten mit ambulant erworbener Pneumonie **mit** Risikofaktoren *(modifiziert nach Höffken et al. 2005)*.

4.3.2 Therapie der ambulant erworbenen Pneumonie bei hospitalisierten Patienten

Auch bei hospitalisierten Patienten empfiehlt es sich hinsichtlich der optimalen initialen antibiotischen Therapie, das Flußdiagramm (**Abbildung 5**, *Seite 62)* zu befolgen, welches den Schweregrad der Infektion, kardiopulmonale Grunderkrankungen, zusätzliche Risikofaktoren und eine Disposition zu Infektionen mit *Pseudomonas aeruginosa* berücksichtigt.

Das Erregerspektrum bei leichten bis mittelschweren Pneumonien unterscheidet sich nicht wesentlich von dem der ambulant behandelten Infektionen, so dass bei Patienten ohne wesentliche Risikofaktoren durchaus Makrolide und/oder β-Laktam-Antibiotika eingesetzt werden können, zumeist initial in parenteraler Form (**Tabelle 13**). Bei Patienten mit Grunderkrankungen und/oder Risikofaktoren sollten wirksame Carbapeneme oder andere β-Laktam-Antibiotika in Kombination mit Makroliden oder alternativ Pneumokokken-wirksame Fluorchinolone eingesetzt werden.

Eine ähnliche Therapie wird auch auf der Intensivstation bei der schweren Pneumonie ohne Risiko für *Pseudomonas aeruginosa* empfohlen. Bei Risikofaktoren für eine *Pseudomonas aeruginosa*-Infektion muß eine entsprechende kombinierte Behandlung erfolgen, wie sie in der **Tabelle 14** dargestellt ist.

Antibiotikum	Handelsname	Dosierung (pro Tag)	Therapiedauer
β-Laktam-Antibiotikum			
- Amoxicillin/Clavulansäure	Augmentan	3 x 2,2 g i.v	7–10 Tage
- Ampicillin/Sulbactam	Unacid	3 x 3,0 g i.v	7–10 Tage
- Cefuroxim	Zinacef	3 x 1,5 g i.v	7–10 Tage
- Ceftriaxon	Rocephin	1 x 2,0 g i.v	7–10 Tage
- Cefotaxim	Claforan	3 x 2,0 g i.v	7–10 Tage
- Ertapenem	Invanz	1 x 1,0 g i.v.	7–10 Tage
plus/minus Makrolid*			7–10 Tage
oder			
Fluorchinolon**			
- Levofloxacin	Tavanic	1 x 500 mg i.v.***	7–10 Tage***
- Moxifloxacin	Avalox	1 x 400 mg i.v.	7–10 Tage

* je nach klinischer Entscheidung initial parenteral oder oral; die parenterale Verabreichung wird bevorzugt. Für die orale Therapie sollten die Makrolide Clarithromycin, Roxithromycin oder Azithromycin dem Erythromycin vorgezogen werden.

** eine initiale orale Behandlung ist einer parenteralen Verabreichung gleichwertig, die initiale parenterale Gabe wird bevorzugt.

*** Daten zur abweichenden Dosierung mit 1 x 750 mg über eine Therapiedauer von 5 Tagen existieren.

Tabelle 13: Therapieempfehlung für die empirische Initialtherapie bei hospitalisierten Patienten mit ambulant erworbener Pneumonie **ohne** Risiko einer Infektion durch *Pseudomonas aeruginosa (modifiziert nach Höffken et al. 2005).*

Antibiotikum	Handelsname	Dosierung (pro Tag)	Therapiedauer**
Pseudomonas-aktives β-Laktam-Antibiotikum			
- Piperacillin/Tazobactam	Tazobac	3 x 4,5 g i.v	7–14 Tage
- Cefepim	Maxipime	3 x 2,0 g i.v	7–14 Tage
- Imipenem	Zienam	3 x 1,0 g i.v	7–14 Tage
- Meropenem	Meronem	3 x 1,0 g i.v	7–14 Tage
plus/minus Makrolid*			7–10 Tage
oder			
Fluorchinolon			
- Levofloxacin	Tavanic	2 x 500 mg i.v.	7–10 Tage
- Ciprofloxacin *plus* Pneumokokken- und *Staphylococcus aureus*-wirksames Antibiotikum	Ciprobay	3 x 400 mg i.v.	7–10 Tage

* die initale parenterale Verabreichung wird bevorzugt. Dosierung der Makrolide siehe Tabelle 11.
** minimal 7 Tage, gegebenenfalls maximal 14 Tage, wenn eine Infektion durch *Pseudomonas aeruginosa* vorliegt.

Tabelle 14: Therapieempfehlung für die empirische Initialtherapie bei hospitalisierten Patienten mit ambulant erworbener Pneumonie **mit** Risiko einer Infektion durch *Pseudomonas aeruginosa (modifiziert nach Höffken et al. 2005)*.

4.4 Zusammenfassende Therapieempfehlungen bei nosokomialer Pneumonie

Nosokomial erworbene Pneumonien (HAP), Beatmungspneumonien (VAP) und im Gesundheitswesen erworbene Pneumonien (HCAP) werden durch ein breites Spektrum von Erregern gelegentlich auch polymikrobiell ausgelöst. Die häufigsten bakteriellen Erreger sind aerobe gramnegative Stäbchen wie *Pseudomonas aeruginosa, Escherichia coli, Klebsiella pneumoniae* und *Acinetobacter*-Spezies. In gleicher Häufigkeit wie *Pseudomonas aeruginosa* treten auch *Staphylococcus aureus* auf, wobei heute bis zu 40 % auf deutschen Intensivstationen schon Methicillin-resistente Staphylokokken (MRSA) nachgewiesen werden.

> Besonders gefürchtet sind häufig bei Beatmungspneumonien multiresistente Keime, wie sie bei bestimmten Risikofaktoren vermehrt beobachtet werden (**Tabelle 2**, *Seite 23*).

Entsprechend den neuesten internationalen Empfehlungen *(ATS/IDSA-Guidelines 2005)* sollte bei Patienten mit nosokomialen Pneumonien eine klare Managementstrategie ablaufen, die in der **Abbildung 9** dargestellt ist. Wichtig in diesem Schema ist die unmittelbare Einleitung der antibiotischen Therapie nach Abnahme der diagnostischen Materialien. Die klinische Analyse bezüglich eines Erfolges oder Misserfolges der Therapie sowie die Orientierung der antibiotischen Behandlung auf der Basis von Kulturen müssen nach 48–72 Stunden erfolgen. Bei klinischem Ansprechen und negativen Kulturen kann durchaus ein Abbruch der Antibiotikagabe erwogen werden.

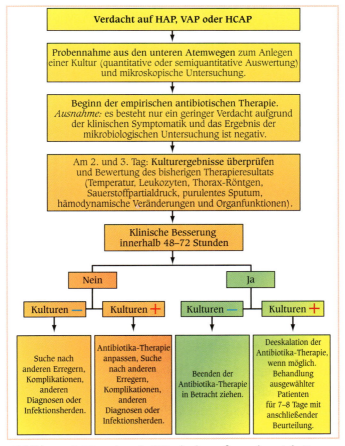

Abbildung 9: Vorgehen bei Verdacht auf nosokomiale Pneumonie *(modifiziert nach ATS/IDSA 2005)*.

(HAP = *hospital acquired pneumonia,* VAP = *ventilator-associated pneumonia,* HCAP = *healthcare-associated pneumonia).*

Bei der Auswahl der Antibiotika für die empirische Initialtherapie ist von besonderer Bedeutung die anamnestische Erfragung von Risikofaktoren für mögliche multiresistente Erreger (**Tabelle 2**, *Seite 23)*. Darüber hinaus muss die bakteriologische Epidemiologie der jeweiligen klinischen Situation bekannt sein und auch die lokale bakteriologische Befundkonstellation sowie die Resistenzsituation müssen berücksichtigt werden. Der Algorithmus in **Abbildung 9** deutet daraufhin, dass bei einer späten Manifestation der Pneumonie über 5 Tage nach der Krankenhausaufnahme und dem Vorliegen von Risikofaktoren eine Breitspektrumtherapie mit Berücksichtigung von multiresistenten Erregern notwendig ist. Diese Breitspektrumtherapie sollte nach Erhalt der mikrobiologischen Daten und auf der Basis des klinischen Verlaufes nach 2–3 Tagen deeskaliert bzw. neu orientiert werden.

4.4.1 Antibiotikatherapie bei Patienten ohne Risikofaktoren und mit früher Pneumonie-Manifestation

Die Therapieempfehlung für Patienten ohne Risikofaktoren bezüglich multiresistenter Erreger, einer bis zum 4. Tag sich manifestierenden Pneumonie nach Krankenhauseintritt sowie bei jedem Schweregrad der Pneumonie ist in der **Tabelle 15** dargestellt.

Antibiotikum	Handelsname	Dosierung (pro Tag)	Therapiedauer
Mittel der Wahl			
β-Laktam-Antibiotikum			
- Piperacillin/Tazobactam	Tazobac	3 x 4,5 g i.v.	8–10 Tage
- Ceftriaxon	Rocephin	1 x 2,0 g i.v.	8–10 Tage
- Cefotaxim	Claforan	3 x 2,0 g i.v.	8–10 Tage
oder			
Ertapenem	Invanz	1 x 1,0 g i.v.	8–10 Tage
plus Makrolid*			8–10 Tage
Alternativen			
Fluorchinolon			
- Levofloxacin	Tavanic	2 x 500 mg i.v.	8–10 Tage
- Moxifloxacin	Avalox	1 x 400 mg i.v.	8–10 Tage

* die initiale parenterale Verabreichung wird bevorzugt. Dosierung der Makrolide siehe Tabelle 11.

Tabelle 15: Therapieempfehlung für die empirische Initialtherapie bei hospitalisierten Patienten mit schwerer ambulant erworbener Pneumonie (sCAP) **ohne** Risiko einer Infektion durch *Pseudomonas aeruginosa*.

Ertapenem als neues Carbapenem der Gruppe II hat einen besonderen Stellenwert bei dieser Indikation, da die Substanz sich durch ein breites aerobes/anaerobes Spektrum mit auch Erfassung von ESBL-bildenden gramnegativen Erregern auszeichnet und durchaus auch bei vorbehandelten Patienten angewandt werden kann. Auch Patienten mit Verdacht auf Aspiration können mit dieser Substanz erfolgreich primär behandelt werden.

4.4.2 Initiale antibiotische Therapie bei nosokomialen Pneumonien und dem Vorliegen von Risikofaktoren sowie spätem Auftreten

Die führenden multiresistenten Keime bei jeder Form der nosokomialen Pneumonie sind *Pseudomonas aeruginosa*, *Acinetobacter*-Spezies, *Klebsiella pneumoniae*, *Enterobacter*-Spezies und MRSA. Zwei Variablen sind mit dem Auftreten dieser problematischen Keime besonders verbunden:

- → eine mechanische Beatmung von 7 Tagen und länger
- → sowie eine vorangegangene antibiotische Therapie.

Die für diese Erreger wirksamen Antibiotika sind in der **Tabelle 16** dargestellt.

Antibiotikum	Handelsname	Dosierung (pro Tag)	Therapiedauer
Pseudomonas-aktives β-Laktam-Antibiotikum			
- Piperacillin/Tazobactam	Tazobac	3 x 4,5 g i.v	14 Tage
- Cefepim	Maxipime	3 x 2,0 g i.v	14 Tage
- Imipenem	Zienam	3 x 1,0 g i.v	14 Tage
- Meropenem	Meronem	3 x 1,0 g i.v	14 Tage
plus Makrolid*			7-10 Tage
oder			
plus Fluorchinolon**			
- Levofloxacin	Tavanic	2 x 500 mg i.v.	14 Tage
- Ciprofloxacin	Ciprobay	3 x 400 mg i.v.	14 Tage

* die initiale parenterale Verabreichung wird bevorzugt. Dosierung der Makrolide siehe Tabelle 11.
** Die Empfehlung basiert auf einem *in vitro* beobachteten Synergismus, nicht auf klinischen Studien.

Tabelle 16: Therapieempfehlung für die empirische Initialtherapie bei hospitalisierten Patienten mit schwerer ambulant erworbener Pneumonie (sCAP) **mit** Risiko einer Infektion durch *Pseudomonas aeruginosa*.

Jede intensivmedizinische Abteilung sollte ihre lokalen dominierenden problematischen Keime und deren Resistenzspektrum kennen. Zumeist ist die Kombination aus einem Carbapenem mit Vancomycin oder Linezolid sowie einem Fluorchinolon oder Amikacin in der Lage, mehr als 90 % der in Frage kommenden Erreger zu erfassen. Empfehlenswert ist es, auch bei Manifestation einer nosokomialen Pneumonie im Anschluss an die Behandlung einer anderen Infektionslokalisation die Antibiotikagruppe zu wechseln, da durch die Vortherapie häufig resistente Keime selektioniert worden sind.

Zu bedenken ist bei der Auswahl der Antibiotika zur empirischen Initialtherapie, dass die Nichterfassung des verantwortlichen Erregers ein beträchtliches Risiko darstellt bezüglich eines letalen Verlaufes und/oder einer deutlichen Verlängerung des Krankenhausaufenthaltes.

Wieweit eine Kombinationstherapie mit Substanzen aus unterschiedlichen Antibiotika-Klassen bei Nachweis von *Pseudomonas aeruginosa, Enterobacter*-Spezies oder MRSA wirksamer ist als eine Monotherapie mit aktiven Substanzen, ist zur Zeit umstritten. Während mikrobiologische *in vitro*-Daten und auch pharmakodynamische Modelle eine schnellere Bakterizidie der Kombination und auch eine verzögerte Resistenzentwicklung zeigen, haben Metaanalysen von klinischen Studien keine eindeutige Überlegenheit der Kombinationstherapie erbracht.

Bezüglich der Dauer der antibiotischen Therapie kann auf der Basis der derzeitigen Datenlage davon ausgegangen werden, dass eine 7-tägige Behandlung nicht weniger wirksamer ist, als eine 14–21 Tage umfassende Therapie. Ausnahmen hiervon sind Infektionen durch *Pseudomonas aeruginosa* oder Acinetobacter-Infektionen.

Eine restriktive Antibiotikapolitik mit möglicherweise auch einem periodischen zyklischen Wechsel von bestimmten Antibiotikagruppen, kann die Inzidenz der nosokomialen Pneumonie sowie auch eine bedrohliche Resistenzentwicklung günstig beeinflussen. Jeder einseitige Einsatz von Antibiotikagruppen sollte unbedingt vermieden werden.

4.5 Mangelndes Ansprechen auf die Therapie

Klinische Parameter wie Laborwerte (weißes Blutbild, CRP, Procalcitonin) sowie Temperaturverläufe und Beatmungsparameter werden vorwiegend zur Beurteilung der Therapie herangezogen. Auch *Scores* wie z.B. der *CPIS-Score* haben in klinischen Studien richtungsweisende Hinweise gegeben.

Ursachen für einen therapeutischen Misserfolg sind in der **Abbildung 10** dargestellt. Führende Ursachen für einen Misserfolg sind Erkrankungen, die eine Pneumonie vortäuschen, resistente oder nicht erfaßte Erreger, extrapulmonale Infektionsursachen sowie Pneumonie-Komplikationen.

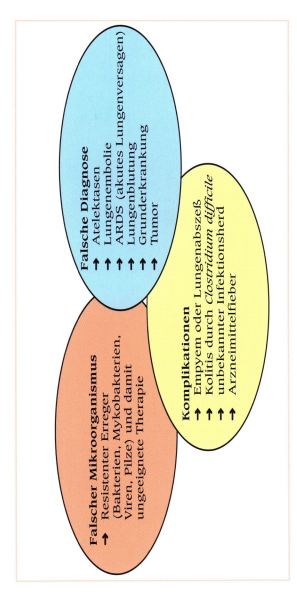

Abbildung 10: Ursachen für therapeutischen Misserfolg.

Die häufigsten Gründe für einen therapeutischen Misserfolg sind resistente bzw. nicht bei der Auswahl des Antibiotikums berücksichtigte Erreger, falsche Diagnosen oder Komplikationen.

5 Allgemeinmaßnahmen und begleitende medikamentöse Therapie

Bei Patienten mit ambulant erworbenen Pneumonien sollte empfohlen werden:

> → reichlich Flüssigkeitszufuhr
> → Bettruhe (nur begrenzt bei älteren Patienten)
> → temperatursenkende Maßnahmen bei Fieber über 39°C

Medikamentös muss möglicherweise eine bestehende obstruktive Atemwegserkrankung intensiver behandelt werden. Das gleiche gilt für eine Herzinsuffizienz, einen insulinabhängigen Diabetes mellitus sowie bei hinfälligen, immobilen Patienten sollte eine Thromboseprophylaxe vorgenommen werden.

Zusätzlich sind bei nosokomialen Pneumonien möglichst eine nicht-invasive Maskenbeatmung bei respiratorischer Insuffizienz anzustreben; eine notwendige Intubation sollte orotracheal vorgenommen werden, der beatmete Patient sollte eine Oberkörperhochlagerung (30–45°) und möglichst eine enterale Ernährung erhalten. Eine frühzeitige Unterbrechung bzw. Verminderung der Sedierung mit möglichst schneller Entwöhnung sollte angestrebt werden; bei klarer Indikation sollte eine Ulcusprophylaxe vorwiegend mit Sucralfat oder H_2-Antagonisten erfolgen, ein niedriger Hämatokrit muss mit

Transfusionen von Erythrozyten korrigiert werden und eine intensive Insulintherapie mit Glukosespiegeln zwischen 80 und 110 mg/dl ist anzustreben.

6 Im Text zitierte Publikationen und andere wesentliche Veröffentlichungen zum Thema

Allewelt M, Steinhoff D, Rahlwes M, Vogel-Hartmann H, Höffken G, Schaberg T, Lode H. Wandel im Erregerspektrum ambulant-erworbener Pneumonien (1982 – 1992). Dtsch Med Wochenschr 1997; 122: 1027-1032.

ATS/IDSA *(American Thoracic Society; Infectious Diseases Society of America)*. Guidelines for the management of adults with hospital-acquired, ventilator-associated, and healthcare-associated pneumonia. Am J Respir Crit Care Med 2005; 171:3 88-416.

Barradell LB, Bryson HM. Cefepime. A review of its antibacterial activity, pharmacokinetic properties and therapeutic use. Drugs 1994; 47: 471-505.

Bochud P-Y et al. Antimicrobial therapy for patients with severe sepsis and septic shock: An evidence-based review. Crit Care Med 2004; 32(11) (Suppl.): S495-S512.

British Thoracic Society Standards of Care Committee. BTS Guidelines for the Management of Community Acquired Pneumonia in Adults. Thorax 2001; 56 (Suppl 4): IV 1-64.

Chastre J, Fagon JY. Ventilator-associated pneumonia. Am J Respir Crit Care Med 2002; 165: 867- 903.

Decousser JW, Methlouthi I, Pina P, Allouch P; ColBVH Study Group.In vitro activity of ertapenem against bacteraemic pneumococci: report of a French multicentre study including 339 strains. J Antimicrob Chemother 2005; 55: 396-398.

de Roux A, Marcos MA, Garcia E, Mensa J, Ewig S, Lode H, Torres A. Viral community-acquired pneumonia in nonimmunocompromised adults. Chest 2004; 125: 1343-1351.

El-Solh AA, Sikka P, Ramadan F, Davies J. Etiology of severe pneumonia in the very elderly. Am J Respir Crit Care Med 2001; 163: 645-651.

Ewig S, de Roux A, Bauer T, Garcia E, Mensa J, Niederman M, Torres A. Validation of predictive rules and indices of severity for community acquired pneumonia. Thorax 2004; 59: 421-427.

Ewig S, Torres A, Angeles Marcos M, Angrill J, Rano A, de Roux A, Mensa J, Martinez JA, de la Bellacasa JP, Bauer T. Factors associated with unknown aetiology in patients with community-acquired pneumonia. Eur Respir J 2002; 20: 1254-1262.

Fagon JY, Chastre J, Wolff M, Gervais C, Parer-Aubas S, Stephan F, Similowski T, Mercat A, Diehl JL, Sollet JP, Tenaillon A. Invasive and noninvasive strategies for management of suspected ventilator-associated pneumonia. A randomized trial. Ann Intern Med 2000; 132: 621-630.

Fagon J, Patrick H, Haas DW, Torres A, Gibert C, Cheadle WG, Falcone RE, Anholm JD, Paganin F, Fabian TC, Lilienthal F.Treatment of gram-positive nosocomial pneumonia. Prospective randomized comparison of quinupristin/dalfopristin versus vancomycin. Nosocomial Pneumonia Group. Am J Respir Crit Care Med 2000; 161: 753-762.

Finch R, Schurmann D, Collins O, Kubin R, McGivern J, Bobbaers H, Izquierdo JL, Nikolaides P, Ogundare F, Raz R, Zuck P, Hoeffken G. Randomized controlled trial of sequential intravenous (i.v.) and oral moxifloxacin compared with sequential i.v. and oral co-amoxiclav with or without clarithromycin in patients with community-acquired pneumonia requiring initial parenteral treatment. Antimicrob Agents Chemother 2002; 46: 1746-1754.

Fine MJ, Auble TE, Yealy DM, Hanusa BH, Weissfeld LA, Singer DE, Coley CM, Marrie TJ, Kapoor WN. A prediction rule to identify low-risk patients with community-acquired pneumonia. N Engl J Med 1997; 336: 243-250.

Friedland I, Isaacs R, Moll J, Adeyi B, McCarroll K, Woods G and the Protocol 024/025 Study Group. Health-care associated pneumonia acquired outside the ICU: results of a randomized, double-blind study comparing ertapenem and cefepime. 13th European Congress of Clinical Microbiology and Infectious Diseaes, Glasgow (UK), 2003, Poster P788.

Höffken G, Lorenz J, Kern W, Welte T, Bauer T et al. Leitlinie der Paul-Ehrlich-Gesellschaft für Chemotherapie (PEG), der Deutschen Gesellschaft für Pneumologie (DGP), der Deutschen Gesellschaft für Infektiologie (DGI) und vom Kompetenznetzwerk CAPNETZ zu Epidemiologie, Diagnostik, antimikrobieller Therapie und Management von erwachsenen Patienten mit ambulant erworbenen tiefen Atemwegsinfektionen (akute Bronchitis, akute Exazerbation einer chronischen Bronchitis, Influenza und andere respiratorische Virusinfektionen) sowie ambulant erworbener Pneumonie. Chemother J 2005; 14: 97-155.

Jaccard C, Troillet N, Harbarth S, Zanetti G, Aymon D, Schneider R, Chiolero R, Ricou B, Romand J, Huber O, Ambrosetti P, Praz G, Lew D, Bille J, Glauser MP, Cometta A. Prospective randomized comparison of imipenem-cilastatin and piperacillin-tazobactam in nosocomial pneumonia or peritonitis. Antimicrob Agents Chemother 1998; 42: 2966-2972.

König W, Lauf H, Arnold U et al. Natürliche und adaptive Immunität des Respirationstraktes. Atemw-Lungenkrht 2004; 30: 551– 568.

Lode H, Höffken G. Ambulant erworbene Pneumonie. In: *Die Infektiologie. Adam D et al. (Hrsg.)*. Springer, Heidelberg 2004, Seiten 255-269.

Mandell LA, Bartlett JG, Dowell SF, File TM Jr, Musher DM, Whitney C, Infectious Diseases Society of America. Update of practice guidelines for the management of community-acquired pneumonia in immunocompetent adults. Clin Infect Dis 2003; 37: 1405-1433.

Martinez JA, Horcajada JP, Almela M, Marco F, Soriano A, Garcia E, Marco MA, Torres A, Mensa J. Addition of a macrolide to a beta-lactam-based empirical antibiotic regimen is associated with lower in-hospital mortality for patients with bacteremic pneumococcal pneumonia. Clin Infect Dis 2003; 36: 389-395.

Mathers-Dunbar L, Hassman J, Tellier G.Efficacy and tolerability of once-daily oral telithromycin compared with clarithromycin for the treatment of community-acquired pneumonia in adults. Clin Ther 2004; 26: 48-62.

Niederman MS, Mandell LA, Anzueto A, Bass JB, Broughton WA, Campbell GD, Dean N, File T, Fine MJ, Gross PA, Martinez F, Marrie TJ, Plouffe JF, Ramirez J, Sarosi GA, Torres A, Wilson R, Yu VL; American Thoracic Society. Guidelines for the management of adults with community-acquired pneumonia. Diagnosis, assessment of severity, antimicrobial therapy, and prevention. Am J Respir Crit Care Med 2001; 163: 1730-1754.

Ortiz-Ruiz G, Vetter N, Isaacs R, Carides A, Woods GL, Friedland I. Ertapenem versus ceftriaxone for the treatment of community-acquired pneumonia in adults: combined analysis of two multicentre randomized, double-blind studies. J Antimicrob Chemother 2004; 53 (Suppl 2): ii59-66.

Pneumonia Study Group. Continuation of a randomized, double-blind, multicenter study of linezolid versus vancomycin in the treatment of patients with nosocomial pneumonia. Clin Ther 2003a; 25: 980-992.

Reinert RR, Al-Lahham A, Lemperle M, Tenholte C, Briefs C, Haupts S, Gerards HH, Lutticken R. Emergence of macrolide and penicillin resistance among invasive pneumococcal isolates in Germany. J Antimicrob Chemother 2002; 49: 61-68.

Rubinstein E, Cammarata SK, Oliphant TH, Wunderink RG and the Linezolid Nosocomial Pneumonia Study Group: Linezolid (PNU-100766) versus vancomycin in the treatment of hospitalized patients with nosocomial pneumonia: a randomized, double-blind, multicenter study. Clin Infect Dis 2001; 32: 402-412.

San Pedro GS, Cammarata SK, Oliphant TH, Todisco T; Linezolid Community-Acquired Pneumonia Study Group. Linezolid versus ceftriaxone/cefpodoxime in patients hospitalized for the treatment of Streptococcus pneumoniae pneumonia. Scand J Infect Dis 2002; 34: 720-728.

Speich R, Imhof E, Vogt M, Grossenbacher M, Zimmerli W. Efficacy, safety, and tolerance of piperacillin/tazobactam compared to co-amoxiclav plus an aminoglycoside in the treatment of severe pneumonia. Eur J Clin Microbiol Infect Dis 1998; 17: 313-317.

Stahlmann R, Lode H. Antibakterielle Chemotherapie. In: *Therapie innerer Krankheiten. Paumgartner G, Steinbeck G (Hrsg.).* Springer, Heidelberg 2005, 11. Auflage; S. 1680-1703.

Torres A, Ewig S. Diagnosing ventilator-associated pneumonia. N Engl J Med 2004; 350: 433-435.

Wunderink RG, Cammarata SK, Oliphant TH, Kollef MH; Linezolid Nosocomial Pneumonia Study Group. Continuation of a randomized, double-blind, multi-center study of linezolid versus vancomycin in the treatment of patients with nosocomial pneumonia. Clin Ther 2003a; 25: 980-992.

Wunderink RG, Rello J, Cammarata SK, Croos-Dabrera RV, Kollef MH. Linezolid vs vancomycin: analysis of two double-blind studies of patients with methicillin-resistant *Staphylococcus aureus* nosocomial pneumonia. Chest 2003b; 124: 1789-1797.

Woods GL, Isaacs RD, McCarroll KA, Friedland IR. Ertapenem therapy for community-acquired pneumonia in the elderly. J Am Geriatr Soc 2003; 51: 1526-1532.